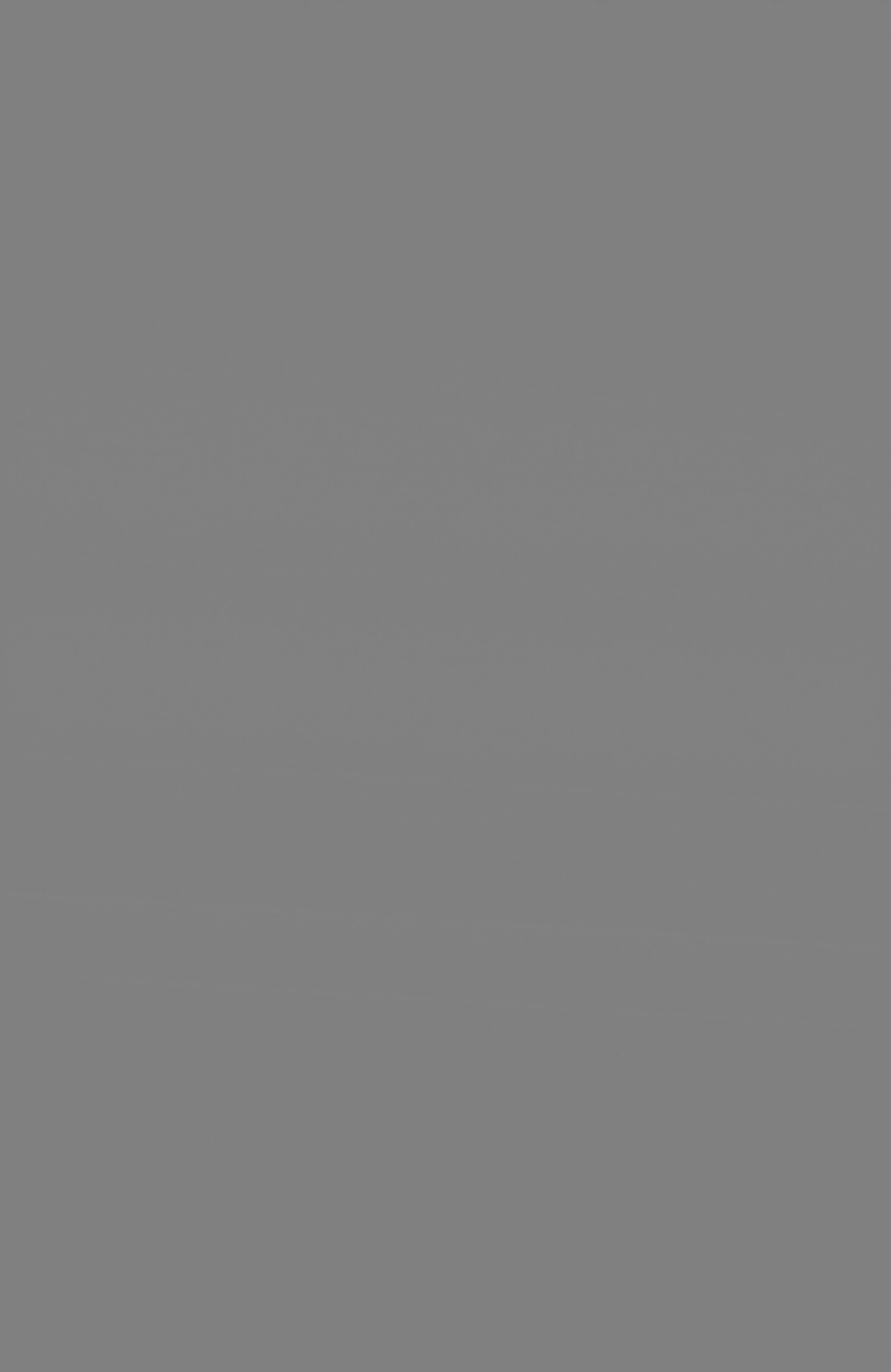

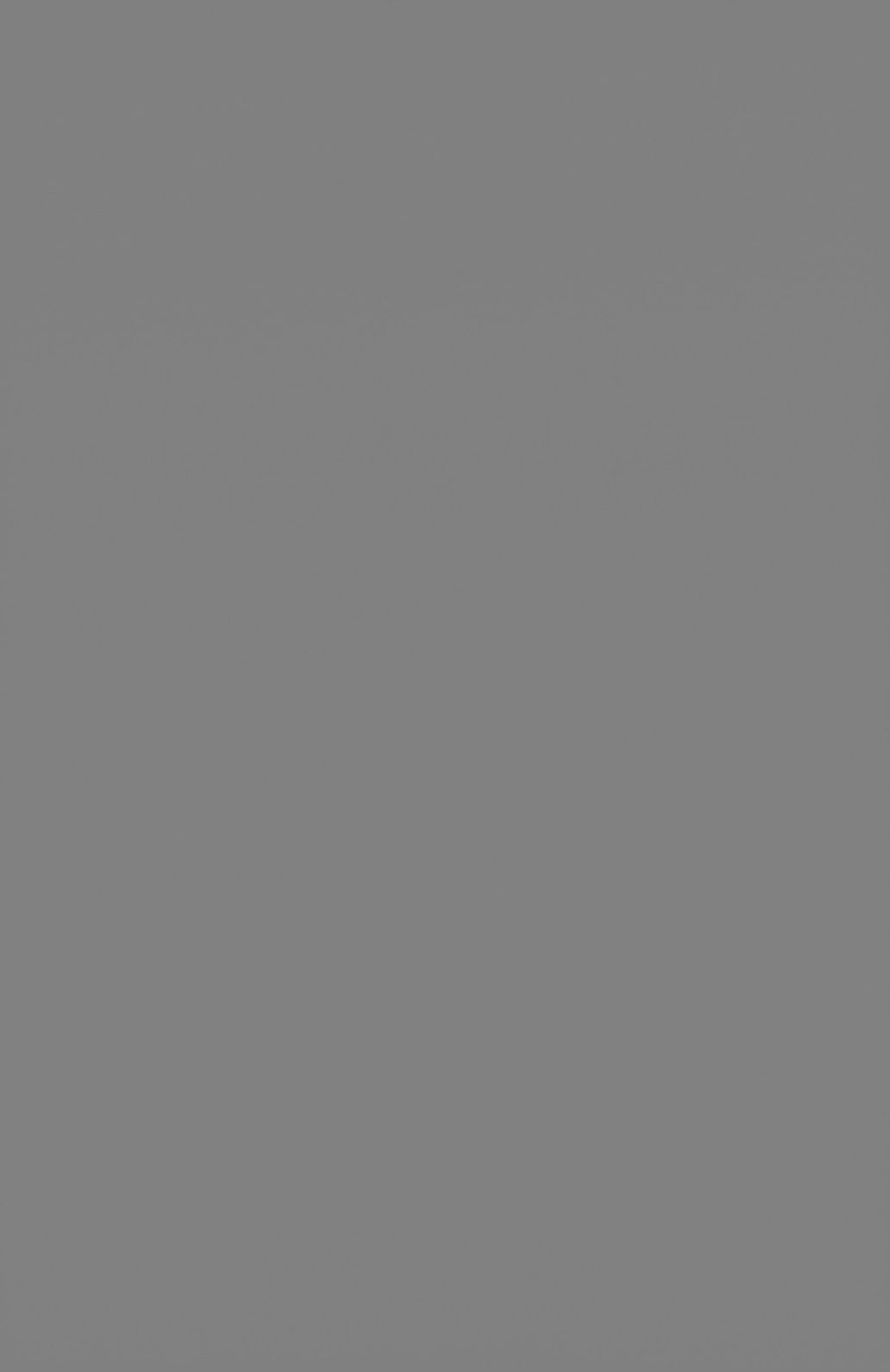

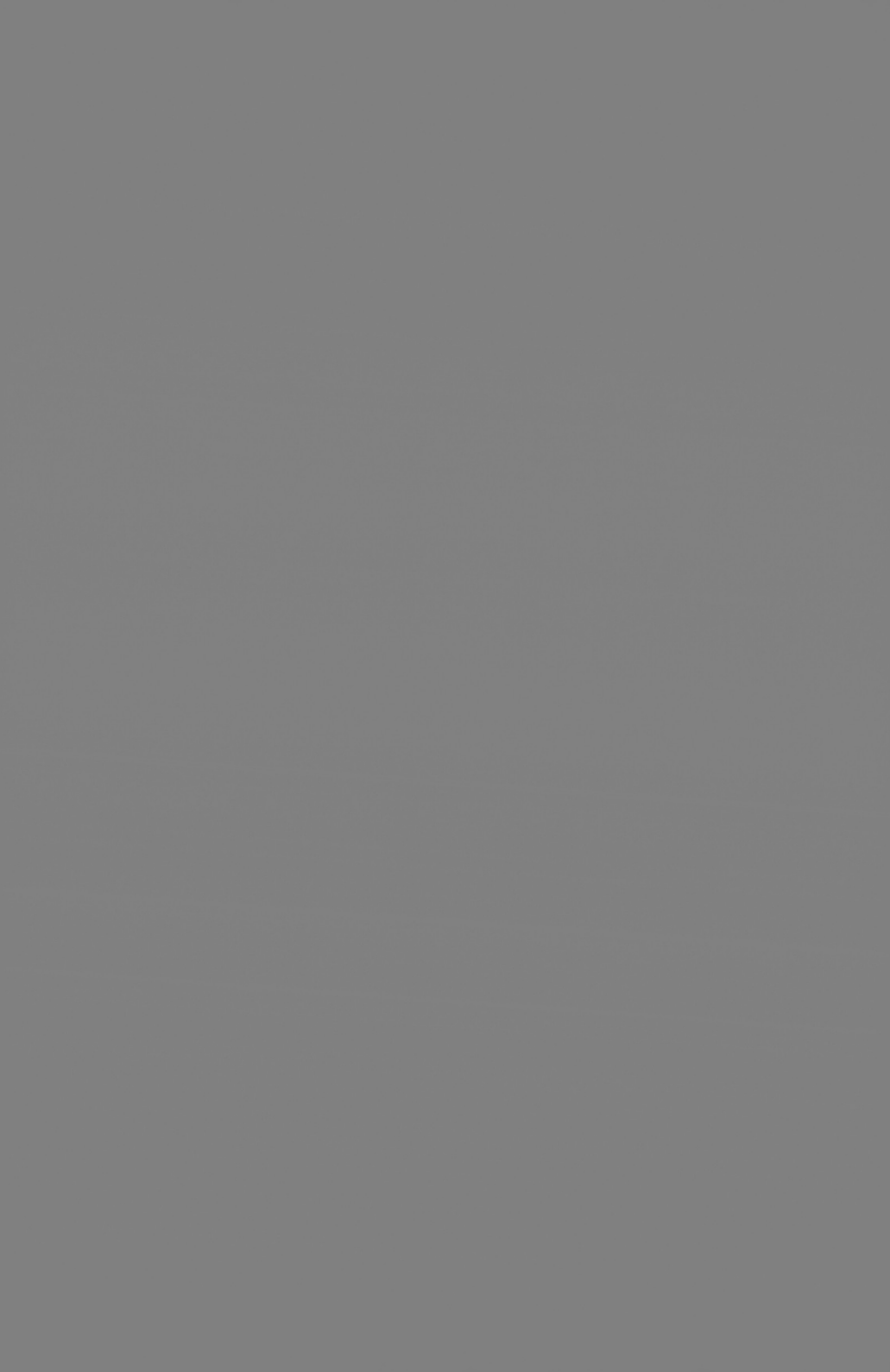

최봉균 원장의

사진으로 보는
양악수술·안면윤곽
(사각턱, 광대, 턱끝수술)
이야기

무한

최봉균 원장의

사진으로 보는
양악수술·
안면윤곽
(사각턱, 광대, 턱끝수술)
이야기

TWO-JAW·
FACIAL
CONTOUR
SURGERY STORY

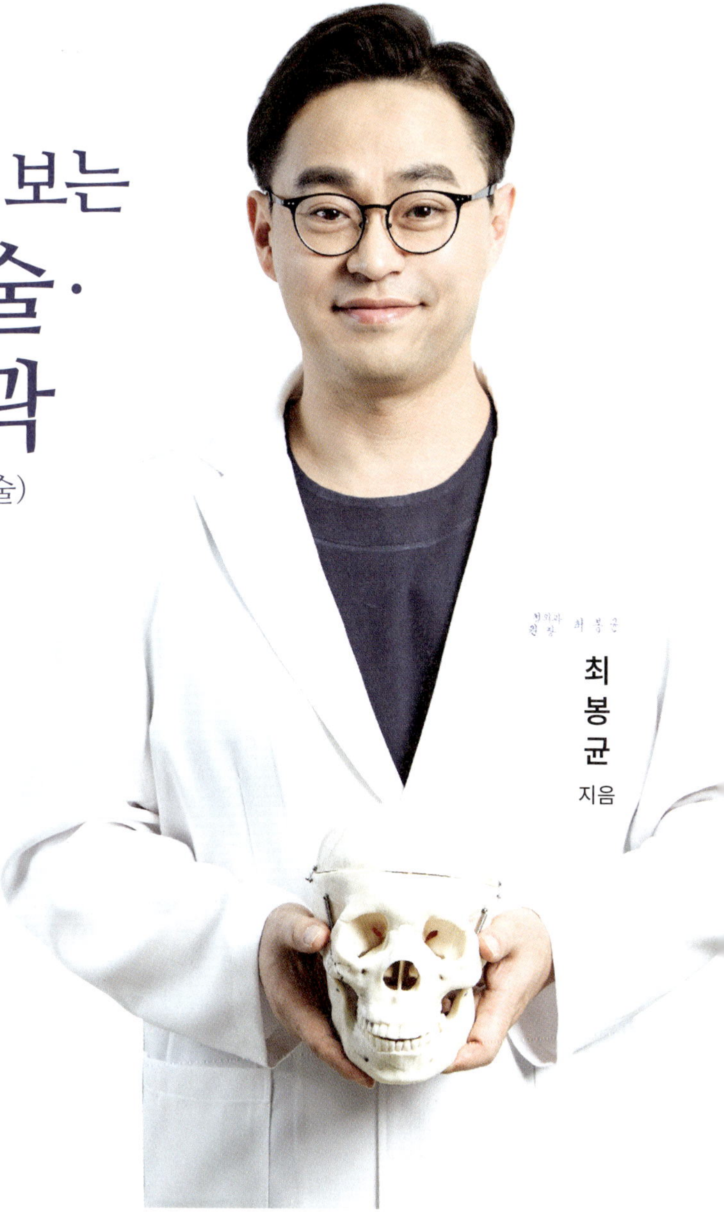

성형외과
원장 최봉균

최
봉
균

지음

무한

저희 병원에는 안면윤곽수술, 양악수술 후 결과가 만족스럽지 못하거
나 부작용 때문에 재수술을 위해서 내원하시는 환자분들이 유난히 많습
니다. 대부분은 안면윤곽전문병원에서 안면윤곽전문의에게 수술받았는
데 인터넷 광고에 속은 것 같다며, 환자들이 어떻게 그걸 구분할 수 있겠
느냐고 후회 섞인 하소연을 하십니다.

현재 우리나라의 성형외과 교육과정은 내과나 외과 등 다른 과목과 마
찬가지로 4년간의 레지던트 과정을 마치고 성형외과 전문의 자격증을 취
득할 때까지 성형외과의 모든 분야를 골고루 공부하게 되어 있습니다.
어느 한 분야만 중점적으로 공부하고 수술을 하는 것이 아닙니다. 성형
외과 전반에 걸쳐 공부하고 수술하게 되죠.

성형외과 전문의 자격증을 취득하고 나서 비로소 전임의(교수직) 혹은
해외연수 과정을 통해 자기가 뜻이 있는 분야, 예를 들어 안면윤곽 혹은
코 혹은 가슴 분야에서 집중적으로 공부하고 연구하게 됩니다. 그러면 그
분야에 대해서는 전문가가 되겠죠. 그렇다고 안면윤곽전문의 혹은 가슴
전문의 등의 타이틀이 주어지지는 않습니다. 즉, 이 말은 안면윤곽전문
의나 양악전문의 같은 제도가 없기 때문에 수술받을 원장님의 경력을 환
자분께서 반드시 자세히 살펴보셔야 한다는 뜻입니다. 이를 확인하기 위

해서는 2가지를 확인하면 됩니다.

첫째, 전문의자격 취득 후에 어떤 수련기관에서 얼마나 전문분야에 대해 연구하고 수술을 경험했는지가 중요합니다. 특정전문분야에서 정평이 나 있는 의료기관에 1~2개월 방문한 것이 아니라, 보통 1년 정도의 정규코스를 제대로 밟고 그 전문분야에서의 수술 경험을 쌓았다면 확실할 것입니다.

둘째, 자신의 전문분야에서 얼마나 공부하고 연구하느냐인데, 이 연구의 결과를 알아볼 수 있는 가장 훌륭한 척도는 바로 논문입니다. 논문만큼 그 사람의(의사든 학자든) 학문적인 면을 객관적으로 증명할 수 있는 방법은 없습니다. 논문 중에서도 세계적으로 인정받는 국제학술지인 SCI 저널에 얼마나 많은 논문을 개제했는가가 중요한 요소일 것입니다.

저는 임상적인 경험뿐만이 아니라 이런 학문적인 연구도 게을리하지 않고, 지금까지 많은 논문을 게재해왔습니다. 국제학술지뿐만 아니라 미국 성형외과 교과서까지 공동집필을 하였고, 지금도 많은 논문을 제출해서 승인을 기다리고 있습니다. 앞으로도 이런 연구는 계속될 것입니다.

책에 들어가기에 앞서 그동안의 저의 끊임없는 연구와 노력의 결과물인, SCI 저널에 실린 논문을 소개하고자 합니다.

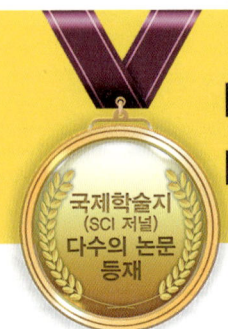

국제학술지
(SCI 저널)
다수의 논문
등재

Plastic and
Reconstructive Surgery (PRS)

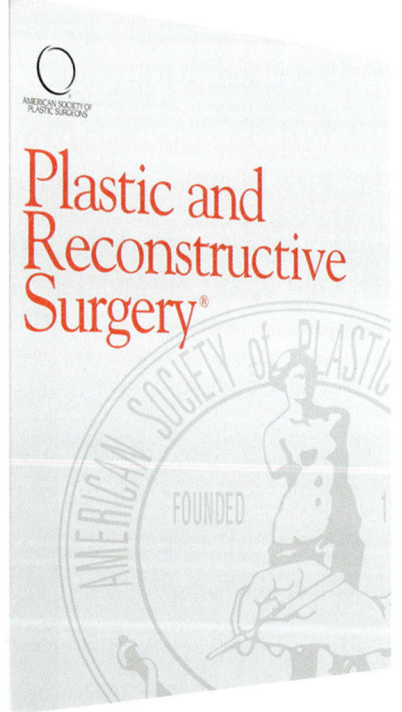

PEDIATRIC/CRANIOFACIAL

The Influence of Reduction Mandibuloplasty History on the Incidence of Inferior Alveolar Nerve Injury during Sagittal Split Osteotomy

Bong-Kyoon Choi, M.D.
Lun-Jou Lo, M.D., Ph.D.
Kap-Sung Oh, M.D., Ph.D.
Eun-Jung Yang, M.D.

Seoul, Republic of Korea; and Taipei, Taiwan

Background: The authors studied whether the incidence of inferior alveolar nerve injury in patients undergoing sagittal split ramus osteotomy differs in patients with a history of previous mandibular contouring surgery.
Methods: A retrospective chart review was completed on all patients who underwent orthognathic surgery, including bilateral sagittal split osteotomy and Le Fort I osteotomy, between 2009 and 2010. Patients were divided into two groups according to whether or not they had a history of mandible contouring. Patients who sustained inferior alveolar nerve injuries during orthognathic surgery were identified through an existing record of nerve-repair cases. The incidence of inferior alveolar nerve injury between groups was analyzed using the Fisher's exact test. Significance was defined as a value of $p < 0.05$.

Plastic and Reconstructive Surgery (PRS)

사각턱수술이 양악수술 시 하치조신경 손상에 미치는 영향

과거 사각턱수술을 받지 않은 환자보다 사각턱수술을 받은 환자가 양악수술을 받게 될 경우 하치조신경의 손상 위험이 더 높음을 밝히고, 이를 예방하기 위한 방법을 제시한 논문입니다.

양악수술 시 과거 사각턱수술을 받은 환자와 사각턱수술을 받지 않은 환자의 신경손상의 빈도를 비교하고 그 원인을 알아보았습니다. 일반적으로 과거에 사각턱수술을 받지 않고 처음으로 양악수술을 받은 환자의 경우 하치조신경의 손상 빈도는 1.6%인 반면, 과거에 사각턱수술을 받은 환자의 경우 양악수술 시 하치조신경의 손상 빈도가 11.5%로 통계학적으로 유의하게 높았습니다.

과거에 사각턱수술을 받은 환자들이 양악수술 시 하치조신경 손상이 높은 해부학적인 원인을 자세히 연구하여 언급하였고, 아울러 신경손상을 줄이기 위한 방법을 제시함으로써 과거에 사각턱수술을 받았다 하더라도 신경손상에 대한 걱정 없이 양악수술을 받아도 된다는 내용을 담고 있는 논문입니다.

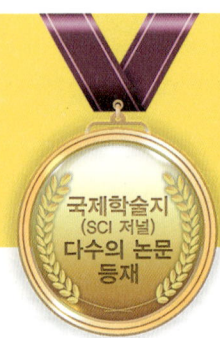

The Journal Of Craniofacial Surgery (JCS)

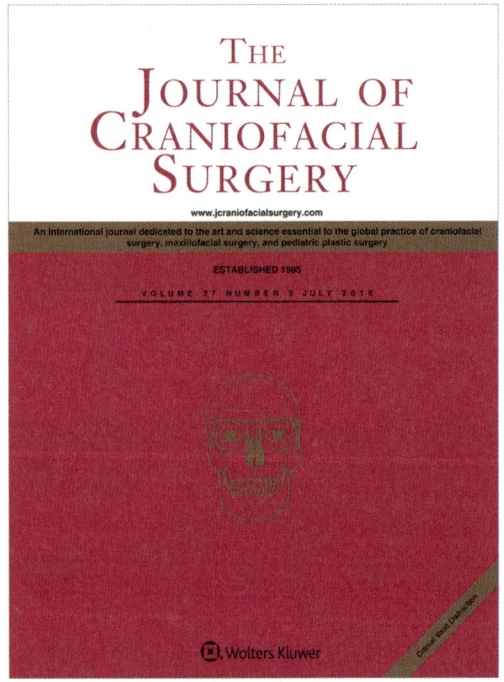

두개악안면학에서 권위 있는 **국제학술지(SCI 저널)**로

최봉균 원장이 제1저자로 연구 및 논문 작성

Preservation of the Deep Facial Vein in Reduction Malarplasty

Bong-Kyoon Choi, MD, * *Kyeong Tae Lee, MD,†*
Kap Sung Oh, MD, * *Eun-Jung Yang, MD†*

The Journal Of Craniofacial Surgery (JCS)

광대축소술 시 대량출혈을 막기 위한 깊은 얼굴 정맥의 보존

광대축소술 시 심각한 부작용인 대량출혈의 원인이 되는 혈관을 찾아내고, 이러한 대량출혈을 예방하기 위한 방법을 제시한 논문입니다.

광대축소술 시 대량출혈을 일으킬 수 있는 혈관으로 지금까지 밝혀진 혈관이 없었습니다. 이 논문에서는 실제 deep facial vein(깊은 얼굴 정맥)이라는 혈관이 광대뼈의 바로 외측에 위치하고 있음을 밝혀내고, 광대축소술 시 이 정맥의 손상을 예방하기 위한 방법을 제시하였습니다.

광대축소술 시에 정확하게 골막을 박리하고, 이 논문에서 제시한 여러 가지 방법을 이용하여 deep facial vein을 보존함으로써 이 혈관의 손상을 줄인다면 광대축소술 시에 대량출혈로 인한 위험을 미리 예방할 수 있음을 밝히고 있는 논문입니다.

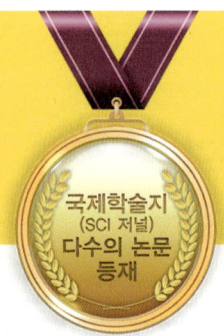

Journal of Oral and Maxillofacial Surgery (JOMS)

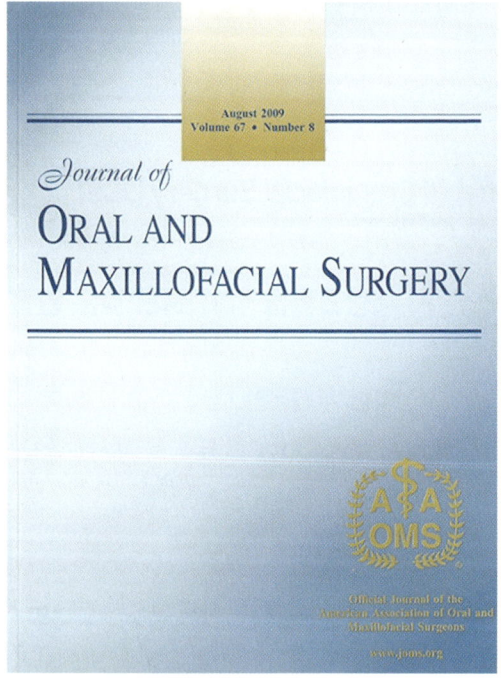

구강악안면외과학에서 가장 권위 있는 **국제학술지(SCI 저널)**로

최봉균 원장이 제1저자로 연구 및 논문 작성

Assessment of Blood Loss and Need for Transfusion During Bimaxillary Surgery With or Without Maxillary Setback

Bong-Kyoon Choi, MD, * *Eun-Jung Yang, MD,†*
Kap Sung Oh, MD, PhD,‡ and Lun-Jou Lo, MD, PhDʃ

Journal of Oral and Maxillofacial Surgery (JOMS)

양악수술 시 상악의 후퇴 여부에 따른 출혈의 정도 및 수혈의 필요성 평가

양악수술 시 출혈의 정도를 파악하고, 수혈이 필요한지에 대한 논문입니다.

양악수술 시 위턱을 후방 이동시키는 경우와 후방 이동시키지 않는 경우의 출혈 정도를 비교하고, 수혈을 반드시 해야 하는지에 대해 연구하였습니다.

양악수술 중에서 위턱을 후방이동시키기 위해서는 위턱의 뒷부분을 절골해야 하는데, 이 과정에서 출혈이 많이 생기는 경향이 있습니다. 이 논문에서는 위턱의 출혈을 최소화하여 후방이동시키지 않는 일반 양악수술에 비해 출혈이 많기는 하지만, 수혈이 필요한 정도는 아니라는 연구 결과를 제시하였습니다.

양악수술 시 위턱을 후방이동시킬 때 저자가 논문에서 제시한 수술방법을 사용하면 최소한의 출혈이 발생하여 수혈을 하지 않아도 됩니다. 즉, 양악수술 시에 어떠한 종류의 양악수술이라도 수혈을 할 필요가 없다는 내용의 논문입니다.

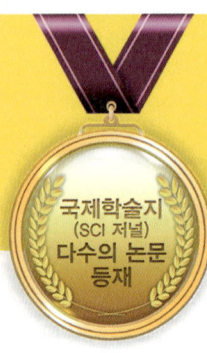

Journal Of Oral and
Maxillofacial Surgery (JOMS)

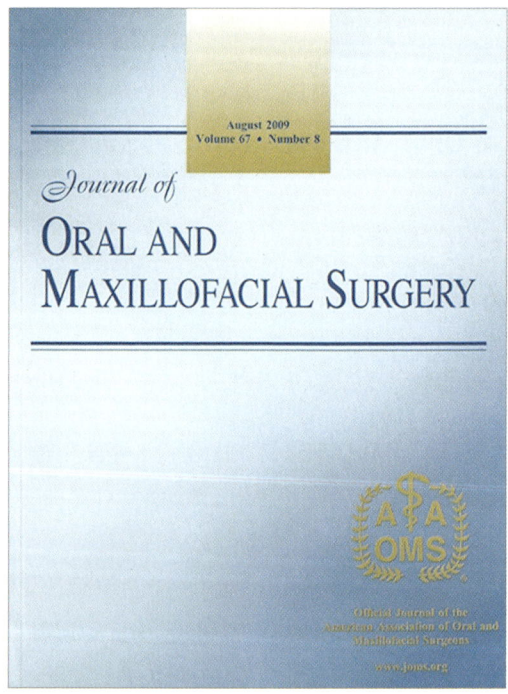

구강악안면외과학에서 가장 권위 있는 **국제학술지(SCI 저널)**로

최봉균 원장이 제2저자로 연구 및 논문 작성

Seven Fundamental Procedures for Definitive Correction of Unilateral Secondary Cleft Lip Nasal Deformity in Soft Tissue Aspects

Dong Won Lee, MD, * *Bong-Kyoon Choi, MD,†* and
Be-Young Yun Park, MD, PhD‡

The Journal Of Oral and Maxillofacial Surgery (JOMS)

이차성 구순비변형의 근본적인 치료를 위한 7가지 수술법

이차성 구순비변형을 근본적으로 해결한 7가지 방법에 관한 논문입니다.

연세대학교 성형외과 명예교수이자 저자의 스승인 박병윤 교수님은 40여 년간 20,000건이 넘는 구순비변형의 수술을 하면서 그 방법을 총망라하였는데, 수술방법은 크게 7가지로 나뉘어집니다. 이를 이용하여 이차성구순비변형을 가장 효과적으로 치료할 수 있다는 내용으로 최봉균 원장이 수술 및 연구에 참여하였습니다.

이 논문에서 제시한 7가지 수술방법을 적용하면 이차성구순비변형을 가장 근본적으로 수술하고, 환자들의 삶의 질을 높일 수 있었다는 내용의 논문입니다.

Journal Of Oral and Maxillofacial Surgery (JOMS)

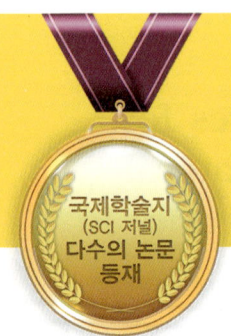

국제학술지
(SCI 저널)
다수의 논문
등재

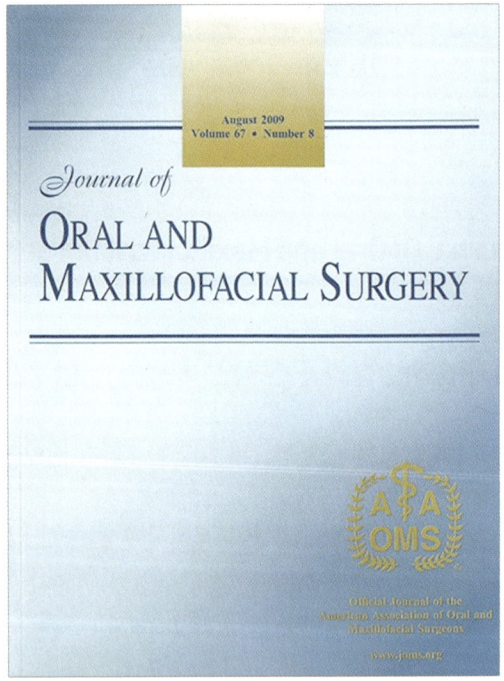

August 2009
Volume 67 • Number 8

Journal of

ORAL AND MAXILLOFACIAL SURGERY

구강악안면외과학에서 가장 권위 있는 **국제학술지(SCI 저널)로**
최봉균 원장이 제1저자로 연구 및 논문 작성

Facial Nerve Palsy After Sagittal Split Ramus Osteotomy of the Mandible: Mechanism and Outcomes

*Bong-Kyoon Choi, MD,** Raymond C.W. Goh, MBBS, FRACS(Plast),†
Philip K.T. Chen, MD,‡ David C.C. Chuang, MD,§ Lun-Jou Lo, MD,||
and Yu-Ray Chen, MD¶

The Journal Of Oral and Maxillofacial Surgery (JOMS)

양악수술 과정 중 하악지 시상분할절골술(SSRO) 후에
생기는 안면신경마비의 기전 및 예후

양악수술 과정 중 하악수술방법인 하악지 시상분할절골술(SSRO) 후에 안면신경마비가 생기는 메커니즘을 알아보고, 장기적으로 안면마비의 회복 정도를 알아본 논문입니다.

1981년부터 2008년까지 6,210례의 하악지 시상분할절골술을 받은 환자를 대상으로 조사한 결과 6명의 환자(0.1%)에게서 안면신경마비가 관찰되었습니다. 이 환자들에게 안면마비가 온 원인과 과정을 연구하고, 회복 정도에 대해 장기적으로 추적 조사를 하였습니다. 6명 모두 수술이나 시술을 하지 않았고, 물리치료나 약물치료만으로 안면마비가 회복되었습니다.

물론 경험이 부족하거나 원칙에서 벗어난 수술방법을 사용하는 경우는 예외지만, 오랜 경험과 제대로 된 수술법을 사용한다면 하악지 시상분할절골술(SSRO) 후에 생기는 안면신경마비는 신경병증의 일시적인 증상으로 6개월 이내에 모두 회복이 된다는 내용입니다. 양악수술을 받은 환자 중 0.1%에서 발견되는 안면신경마비는 6개월 이내에 모두 회복되므로 특별한 응급의 수술적인 치료가 필요하지 않으며, 물리치료나 약물치료로 충분하다는 내용의 논문입니다. 단, 어느 정도의 경험이 있는 성형외과 의사에 의해서 원칙적인 수술이 이루어졌을 때의 경우입니다.

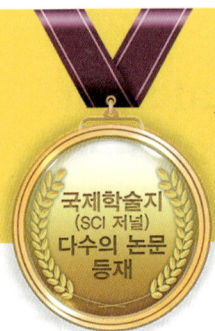

Journal of Plastic, Reconstructive & Aesthetic Surgery (JPRAS)

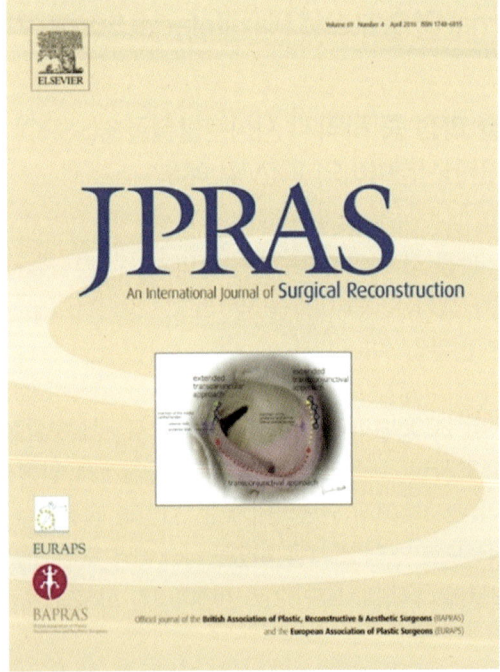

성형외과학에서 권위 있는 **국제학술지(SCI 저널)**로

최봉균 원장이 제1저자로 연구 및 논문 작성

Journal of Plastic, Reconstructive & Aesthetic Surgery (2010) **63**, 1260—1264

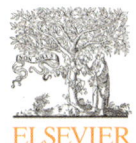

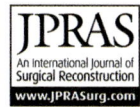

Patient satisfaction after zygoma and mandible reduction surgery: An outcome assessment ☆

Bong-Kyoon Choi, Raymond C.W. Goh, Zachary Moaveni, Lun-Jou Lo*

Department of Plastic and Reconstructive Surgery, Chang Gung Memorial Hospital, Chang Gung University, No. 5 Fu-Hsin Street, Gueishan, Taoyuan 333, Taipei, Taiwan

Received 21 April 2009; accepted 23 July 2009

Journal of Plastic, Reconstructive & Aesthetic Surgery (JPRAS)

광대축소술 및 사각턱수술 후에 환자들의 만족도 평가

아시아인들 사이에서 많이 시행되고 있는 안면윤곽수술인 사각턱수술과 광대축소술의 효과에 대한 논문입니다.

사각턱수술과 광대축소술을 시행 받은 환자들을 대상으로 설문조사를 하였습니다. 95.7%의 환자들이 수술 후 좌우대칭 결과에 대해 만족하고, 97.9%의 환자들이 수술 후 외모가 좋아졌다고 느꼈으며, 17.0%의 환자들이 부작용을 겪었으나 단기적이었고 모두 해결되어 장기적으로 후유증을 남기지 않았다고 답하였습니다. 또한 똑같은 상황에서 다시 윤곽수술을 받겠냐는 질문에 97.9%의 환자들이 다시 수술을 받겠다고 답하였고, 다른 친구나 지인들에게 수술을 권해주고 싶다고 답하였습니다.

사각턱수술이나 광대축소술 같은 안면윤곽수술을 받은 대부분의 환자들은 수술 결과에 만족하고 있고, 안면윤곽 수술로 인하여 사회적, 정신적, 심리적으로 보다 더 긍정적인 영향을 받은 것으로 조사되었다는 내용의 논문입니다.

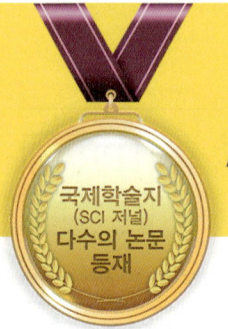

Annals of Plastic Surgery

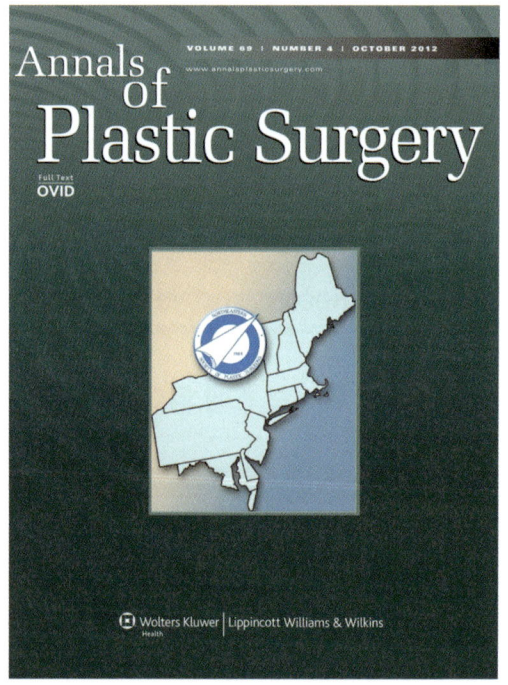

성형외과학에서 권위 있는 **국제학술지(SCI 저널)**로
최봉균 원장이 제2저자로 연구 및 논문 작성

Augmentation Mammoplasty with Silicone Implant Using Transumbilical Approach at a Subpectoral Level

Won Lee, MD, * *Bong-Kyoon Choi, MD,†* *Sa-Ik Bang, MD, PhD, ‡*
and Eun-Jung Yang, MD ‡

Annals of Plastic Surgery (APS)

배꼽을 통한 코젤가슴 성형

세계 최초로 코젤보형물을 배꼽절개를 통해 시행하는 가슴확대술에 관한 논문입니다.

지금까지 배꼽절개를 이용한 가슴확대술은 식염수보형물에 국한되어 시행되어 왔습니다. 그런데 제1저자인 이원 원장이 최근에 가슴확대수술에 널리 사용되는 코젤보형물을 배꼽절개를 이용하여 수술하는 방법을 개발하였고, 이를 국제학술지(SCI 저널)에 세계 최초로 발표하였습니다. 최봉균 원장은 제2저자로 과거 가슴확대수술 및 가슴축소수술 등 가슴수술 분야에서의 경험을 바탕으로 연구와 논문 작성에 참여하였습니다.

최근에는 식염수에 비해 촉감이 월등히 부드러워 거의 모든 가슴확대수술에 코젤보형물을 사용하고 있습니다. 이제 코젤보형물을 이용한 가슴확대수술도 겨드랑이의 흉터나 가슴밑선의 흉터 걱정 없이 배꼽절개를 이용해 진행이 된다는 논문입니다.

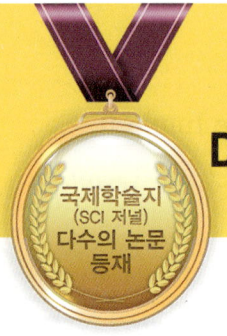

Decision Making in Plastic Surgery

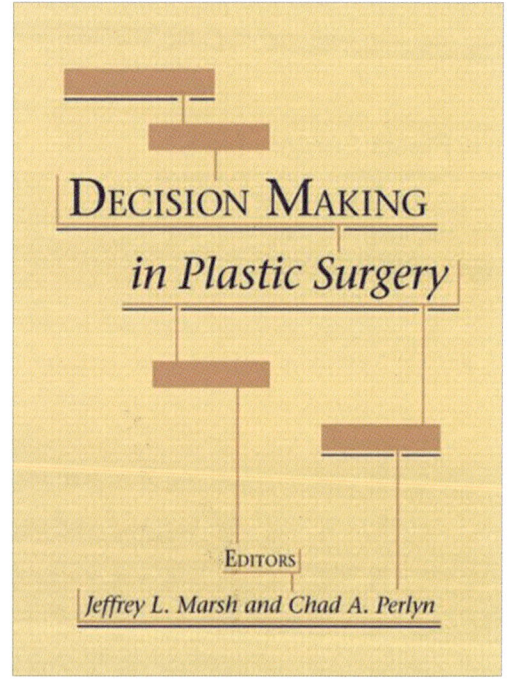

DECISION MAKING

in Plastic Surgery

EDITORS

Jeffrey L. Marsh and Chad A. Perlyn

미국 의과대학생 및 성형외과 레지던트들이 보는
성형외과 교과서로 **최봉균 원장이 공동저자로 참여**

CLEFT LIP AND PALATE : FISTULAS

Bong-Kyoon Choi , *Lun-Jou Lo*

Decision Making in Plastic Surgery

구순구개열 수술 후 구비강누공의 수술법

이 논문은 구순구개열수술 후 합병증 중 하나인 구비강누공의 종류에 따른 수술법을 알고리즘으로 제시한 미국성형외과 교과서의 한 부분입니다.

미국에서 성형외과를 공부하는 의과대학 학생 및 레지던트를 대상으로 한 이 성형외과 교과서에는 각 분야의 수술방법이 알고리즘형식으로 정리가 되어 있어 이해하기 쉬운 책으로, 두 번째 개정판 중에 한 파트를 저의 스승이신 Dr. Lun-Jou Lo의 지도하에 최봉균 원장이 제1저자로 집필하였습니다.

구순구개열의 수술 후 합병증 중에 한 가지인 구비강누공이 생긴 경우 그 누공의 크기뿐 아니라 인두장애정도 등에 따라 간단한 국소피판부터 유리피판 및 인조피부까지 각각의 경우에 맞게 수술법을 달리해야 한다는 내용입니다.

프롤로그
• • • •

"성형수술 비포&애프터 사진을
믿으시나요?"

과거에 비해 성형수술이 대중화되긴 하였지만, 환자는 수술을 결정하기까지 수많은 고민과 생각을 거듭한다는 것을 알고 있습니다.

친구들과 고민을 나누기도 하고, 부모님께 의견을 묻기도 하며, 여러 병원을 직접 방문해 전문의와 상담도 합니다. 그리고 인터넷 시대에 걸맞게 온라인 성형 커뮤니티나 병원 홈페이지를 통해 수술을 이미 받은 사람들의 후기를 찾아보기도 하죠.

내가 받을 수술을 미리 경험한 사람들의 후기는 큰 도움이 됩니다. 막연하게 느껴졌던 수술이었는데, 다른 사람들의 회복 과정을 보며 수술 일정을 짜거나 마음의 준비를 할 수도 있고, 예뻐진 애프터 사진을 보고 나 또한 이 사람처럼 예뻐질 수 있겠다는 희망과 용기를 가질 수도 있습니다.

그러나 손쉽게 접할 수 있는 인터넷 속 수술 후기 혹은 비포&애프터 사진은 사실 '장님이 코끼리를 만지는 것'과 같은 것입니다.

일단 수많은 수술 케이스 중 매우 잘된 일부 케이스만 게재하는 경우가 많습니다. 성공적인 몇 가지 케이스를 성형 커뮤니티에 반복적으로 올리기도 하죠.

환자가 극도로 수술 결과에 만족해 스스로 후기를 올리는 일도 있겠지만, 병원 마케팅의 일환으로 대가를 받고 게재하는 경우도 많습니다.

이런 커뮤니티 사이트나 블로그 등에 올라오는 상업적인 수술 후기들은 수술 후 1~2주, 혹은 한달 후 등 짧은 기간 동안의 변화만 서술한 경우가 많습니다. 가장 변화가 큰 시기이기 때문에 이 시기의 회복과정이나 변하는 모습 등의 정보는 수술을 앞둔 사람에게 매우 큰 도움이 됩니다.

그러나 재수술을 받는 환자들의 경우 대부분 최소 3~6개월 이상 혹은 1~2년이 지난 후 문제점을 발견하고 병원을 찾게 됩니다.

수술 후 얼마 지나지 않은 시점에서는 부기로 인해 잘 알 수 없지만 잔부기까지 다 빠지고 난 후 이상이 발견되는 일도 있고, 우연히 엑스레이 촬영을 했는데 절골 부위가 접합되지 않았다거나 턱뼈가 울퉁불퉁하게 잘려 나간 것을 알고 재수술을 받기도 하죠.

인터넷에 올라오는 대부분의 수술후기는 환자의 비포&애프터 사진만 올라옵니다. 환자나 병원 마케팅팀에서 상업적으로 후기를 쓰다 보니, 당연히 엑스레이 사진이나 3D-CT 사진을 활용할 수도 없고 분석하기도 어렵죠.

과연 겉모습만 보고 성공적인 수술이라고 평가할 수 있을까요? 물론 성형수술은 겉으로 보이는 모습이 중요하지만, 얼굴의 기능적인 부분이 손상되었을 수도 있으므로 수술이 성공적으로 잘되었는지 판단하기 위해서는 속까지 살펴보아야 합니다.

그래서 수술 후기를 전문가의 입장에서 써보고자 했습니다. 직접 수술을 받은 환자가 아닌 수술을 집도한 의사의 입장에서 수술 후기를 전달한다면, 얼굴의 겉과 속까지 상세하게 분석해 수술 결과를 전달할 수 있을 테니까요. 또 여러 가지 재수술 케이스를 공유함으로써 '원칙을 지키지 않은 수술'의 위험성을 알리고, 첫 수술부터 현명하게 선택하는데 도움을 드리고자 하였습니다.

본 책에 있는 환자들의 케이스는 본인 동의하에 게재하였습니다. 지면을 빌려 게재를 허락해 준 환자분들께 감사의 말씀드립니다.

2016. 12. 10
CBK성형외과 대표원장
최봉균(성형외과 전문의)

24

들어가기 전,
이것만 알고 가요
(엑스레이/CT)

프롤로그에서 말씀드렸듯이 이 책을 집필하게 된 이유는 성형수술, 그중에서도 얼굴뼈수술을 계획하고 계신 환자분들에게 제대로 된 정보를 드리기 위함입니다. 일부 성형 카페나 성형 블로그처럼 광고업체에서 알려드리는 과장 허위정보가 아니라 제대로 된 솔직한 정보, 그것도 겉모양의 변화뿐 아니라 뼈 모양의 변화까지 보여드리기 위해 이렇게 책을 쓰게 되었습니다. 제 블로그도 마찬가지고요.

뼈 모양이 살에 묻혀서 잘 안 보인다고 해서 대충 수술을 하거나 엉망으로 수술이 되는 경우가 많습니다. 더군다나 우리나라에 전문의를 대상으로 얼굴뼈수술을 전문으로 수련하는 병원이 없다 보니 뼈수술 모양이 정말 가관인 경우가 많습니다.

그러나 한 가지 반드시 알아두셔야 할 것은 뼈 모양이 제대로 되어야 결국 겉모양도 제대로 나온다는 사실입니다. 엉망인 뼈 모양의 결과는 언젠가 나타나게 되어 있습니다. 여러분들은 앞으로 몇 년만 사시는 게 아니고 앞으로 수십 년을 사셔야 하니까요. 간혹 타 병원에서 수술을 받고 재수술 문의를 오시는 분들을 보면 지금 당장보다 앞으로가 더 걱정인 환자분들이 많이 계십니다.

우리 뼈는 나이가 들어감에 따라 변하거든요. 환갑이 되면 손자, 손녀와 가벼운 접촉으로도 골절을 입을 환자분들이 많습니다.

이러한 뼈 모양의 변화를 확인하기 위하여 제 블로그에서 항상 보여드리는 뼈 사진들이 몇 가지 있는데, 이해를 돕기 위해 그 사진들에 대한 설명을 간단히 드리고 얼굴뼈수술 후기를 시작할까 합니다.

뼈 모양의 사진은 크게 엑스레이와 CT로 나누어 볼 수 있습니다. 제가 항상 말씀드리듯이 기본은 CT가 아니고 엑스레이입니다.

엑스레이에는 세팔로메트리(Cephalometry) AP&Lat과 워터스뷰(Waters' view) 그리고 특히 치과에서 많이 쓰는 파노라마뷰(Panorama view)가 있습니다.

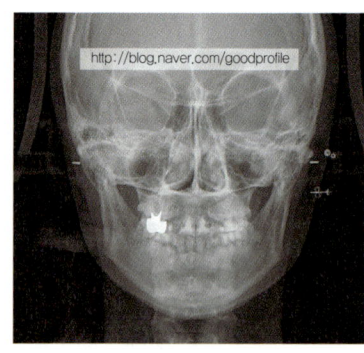 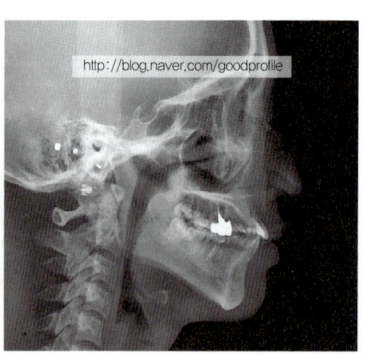

세팔로메트리 AP   세팔로메트리 Lat

먼저 세팔로메트리는 얼굴뼈 전체를 정면(AP) 및 측면(Lat)에서 찍은 사진입니다. 물론 찍는 자세한 조건이 있지만 간단히 설명드리겠습니다.

세팔로메트리 AP는 얼굴뼈 전체를 정면에서 찍은 사진으로 주로 얼굴 중심선의 모양을 보게 됩니다. 즉, 이마의 중심으로부터 턱끝의 중심까지의 선을 확인함으로써 얼굴 중심선이 어느 방향으로 휘었는지에 따라 안면 비대칭의 유무를 판단합니다.

또한 우리가 흔히 Occlusal Canting이라고 부르는 교합면이 기울었는지를 확인하게 됩니다. 그 기준을 어금니로 잡고 양측의 눈동자뼈로부터 그 어금니까지의 길이를 비교하여 교합면이 기울었는지를 판단하게 되죠. 이 교합면이 기울었다는 것은 상악 즉, 위턱뼈의 크기가 다름을 의미합니다.

세팔로메트리 Lat은 얼굴뼈 전체를 측면에서 찍은 사진으로 얼굴 프로필라인을 보게 됩니다. 즉, 주걱턱인 경우 주걱턱을 진단하고 주걱턱의 정도를 확인하게 됩니다. 이때 아래턱의 나온 정도 및 양상뿐만 아니라 위턱의 나온 정도 및 양상을 확인하여 양악수술 시 수술 계획을 세우게 됩니다.

주걱턱은 아래턱이 나와 있는 현상이지만 위턱의 저성장에 따라 프로필 교정을 위해서 아래턱뿐 아니라 위턱까지 교정을 하는 양악수술을 받아야 하는 경우가 대부분입니다. 이때 주로 사용하는 사진이 바로 이 세팔로메트리 Lat입니다. 또한 턱뼈의 양상뿐 아니라 전방교방개합 등의 교합 상태를 진단하는데 사용되기도 합니다.

다음은 파노라마뷰입니다.

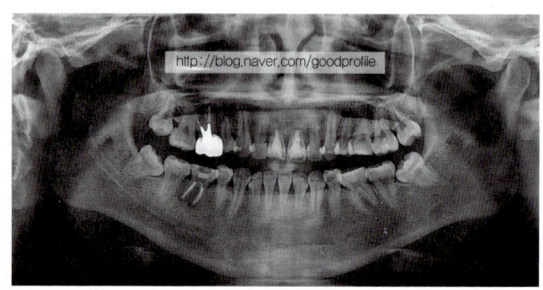

파노라마뷰

파노라마뷰(Panorama view)는 아마도 제 블로그에 가장 많이 나온 사진이 아닐까 싶습니다. 원래 치과에서 기계가 얼굴 주위를 빙 돌아가면서 찍는 사진이죠.

파노라마뷰는 일단 치아 상태를 판단하기에 가장 좋고, 아래턱의 상태 즉, 모양과 비대칭 그리고 턱 관절까지 볼 수 있습니다. 또한 사각턱수술의 가장 치명적인 신경손상의 원인인 하치조신경의 주행경로를 가장 잘 볼 수 있는 사진입니다. 파노라마뷰로 신경선의 위치를 파악하고 이에 따라 사각턱 절골을 해야 신경손상을 피할 수 있습니다. 그리고 사각턱수술 후 평가할 때 항상 보여드리는데 절골이 긴곡선으로 잘되었는지 이차각은 없는지를 가장 잘 볼 수 있습니다.

다만, 파노라마뷰는 매우 크게 확대된 사진으로 상태가 좀 과장되어 나타나는 경우가 있으니 이 점은 유의해주시기 바랍니다.

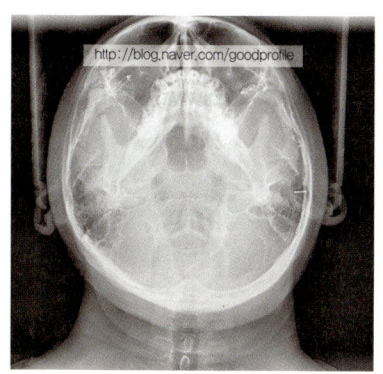

워터스뷰

다음은 얼굴뼈 전체를 자세히 한눈에 볼 수 있는 그리고 얼굴뼈를 보는데 있어서 가장 중요한 워터스뷰(Waters' view)입니다. 두개골부터 전두동, 코뼈, 부비동, 광대뼈, 위턱뼈, 아래턱뼈 전체를 한눈에 볼 수 있죠. 다만 워터스뷰는 비교적 판독하기가 어렵습니다.

아마도 성형외과 전문의 중에도 얼굴뼈를 제대로 전공하지 않은 분들이나 전공의 수련 과정이 확실하게 정립되지 않는 병원에서 수련을 받으신 분들은 이 사진을 보기 힘들 것입니다. 그래서 요즘 무조건 보여주기 좋은 3D-CT만 주구장창 찍어대죠. 다시 말씀드리지만 CT보다 일반 엑스레이가 기본이 되고 꼭 봐야만 하는 이유가 있습니다.

워터스뷰는 앞서 말씀드린 대로 모든 얼굴뼈를 보게 됩니다. 그중에서도 얼굴뼈수술 전에 제가 보는 부분은 광대뼈와 아래턱뼈 그리고 부비동입니다. 흔히 축농증이리고 불리는 부비동염을 보기에도 좋습니다.

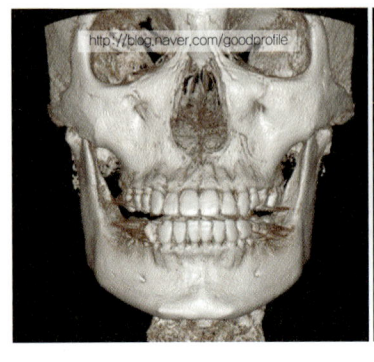
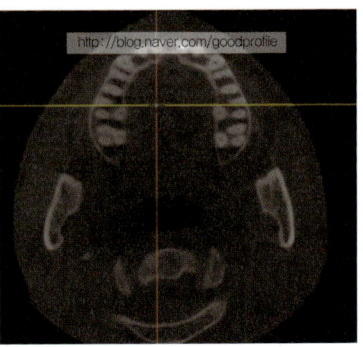

3D-CT   단층 CT

다음은 여러분이 좋아하시는 CT입니다. CT(Computed Tomography)는 원래 컴퓨터 단층 촬영 즉, 우리 몸을 얇게 썰어서(?) 그 단층면을 찍는 사진입니다. 그래서 원래는 단층면을 순서대로 보는 사진입니다. 예를 들어 복부 CT라면 복부를 mm단위로 자른 단면을 보여줍니다. 그 복부를 mm단위로 자르다보니 사진 개수가 많기 때문에 의사들이 넘겨가며 보여줍니다.

우리가 성형외과에서 사용하는 CT도 마찬가지입니다. 얼굴뼈 CT의 경우 얼굴뼈의 단면을 시리얼하게 잘라서 그 단층을 보여주는 것이죠.

이러한 단층 사진들을 조합하여 3D로 만든 3D-CT는 최근 여러 분야에서 사용되고 있습니다. 예를 들어 비대칭환자의 수술 계획을 세울 때 그리고 재건 환자의 재건 방향 및 정도를 판단할 때 등 여러모로 점차 용도가 늘어가고 있는 추세입니다.

그러나 일반적으로 얼굴뼈수술, 윤곽수술뿐 아니라 양악수술까지 포함하여 가장 기본이 되는 것은 기본 엑스레이인 세팔로메트리, 워터스뷰, 파노라마뷰입니다.

진단 시에도 그렇고 수술 후 경과 체크에도 마찬가지입니다. 실제 얼굴뼈수술을 제대로 전공하지 않은 원장님들의 경우 일반 엑스레이 사진을 판독하기 어렵기 때문에 보기 좋은 3D-CT를 자꾸 찍으시는데 3D-CT는 그야말로 겉으로 입체감을 보는 것이지 속이 전혀 보이지 않습니다.

3D-CT로 잡아내지 못하는 점을 일반 엑스레이가 잡아냅니다. 쉬운 예로 얼굴뼈수술 시 여러 부분에 고정하는 나사의 홈까지 다 보입니다. 그래서 나사가 헐거운지 조금이라도 빠져있는지 등까지도 판단이 됩니다. 또한 3D-CT로 보이지 않은 뼛속 병변까지 잘 보입니다.

단, 3D-CT를 보기 전에 앞서 말씀드린대로 CT 본연의 모습인 단층을 보신다면 다 나오겠지요. 그런데 일반 엑스레이 판독이 안 되는 의사들이 CT의 단층을 보고 진단하기는 불가능합니다. 그래서 아마도 대부분의 경우 3D-CT의 멋진 겉모습만 보셨지 까만 단층사진으로 설명을 들어본 환자분은 많지 않으실 것입니다.

요약해드리면 얼굴뼈수술을 함에 있어서 CT도 좋고 3D-CT도 좋지만, 얼굴뼈수술의 진단 및 결과 판정에 있어서 가장 중요한 것은 기본이 되는 일반 '엑스레이'라는 사실입니다.

Contents

• • • •

· ·

1부   악교정수술 – 양악수술과 돌출입수술

2부   안면윤곽수술

3부   얼굴뼈 재수술

악교정수술
─ 양악수술과 돌출입수술

양악수술과
윤곽수술을 동시에,
얼굴뼈 복합수술

PROFILE

이름 : 강민형	**나이** : 27세(男)	**증상** : 주걱턱, 광대돌출, 넓은 하관
수술종류 : 양악수술, V라인수술(T절골 턱끝수술 + 사각턱수술), 광대축소술		
수술시간 : 3시간 20분		

양악수술은 프로필, 즉 얼굴 옆모습의 변화를 주로 가져오고, 안면 윤곽수술은 울퉁불퉁하고 넓은 정면 얼굴윤곽을 다듬는 수술입니다.

그래서 턱의 기능을 되찾고 프로필을 개선하는 '양악수술' 과 정면 효과와 미용적인 효과를 얻기 위해 '안면윤곽수술' 을 동시에 시행하기도 합니다. 즉, 양악수술과 함께 갸름하고 입체적인 얼굴을 만들기 위해 사각턱수술, 턱끝수술, 광대축소술 등을 같이 할 수 있습니다.

강민형 환자는 아래턱이 나오고 아래 치아가 위 치아보다 더 나와 있는 전형적인 주걱턱을 가지고 있었습니다. 접시 모양으로 패여 있는 형태로 얼굴이 길고 넓어 보이는 프로필입니다.

주걱턱 교정을 위한 양악수술과 넓은 아래턱을 개선하기 위해 V라인수술 즉, T절골 턱끝수술과 사각턱수술을 동시에 시행하였습니다. 게다가 광대까지 도드라져서 광대축소술을 같이 시행하였습니다.

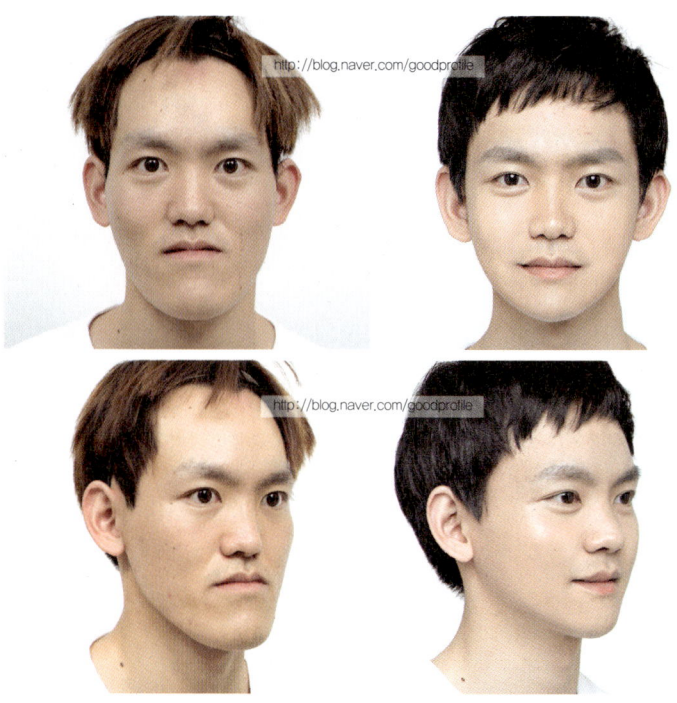

강민형 환자 수술 전(좌)/ 수술 후(우)

수술은 양악수술 1시간 45분, V라인수술(T절골 턱끝수술+사각턱수술) 55분, 광대뼈축소술 40분으로 총 3시간 20분이 소요되었습니다.

큰 수술이고, 종류도 많아 최근에 한 가장 긴 시간 수술이었습니다. 수술이 끝나고 녹초가 되었죠. 수술 전과 후 엑스레이를 보겠습니다.

위 치아보다 나와있던 아래 치아가 위 치아 뒤로 들어가서 정상교합을 되찾았습니다. 그리고 얼굴의 프로필이 교정 전 접시 모양에서 볼록한 모양으로 바뀌었습니다. 이렇게 볼록한 프로필을 우리는 '입체적'이라고 표현을 하지요.

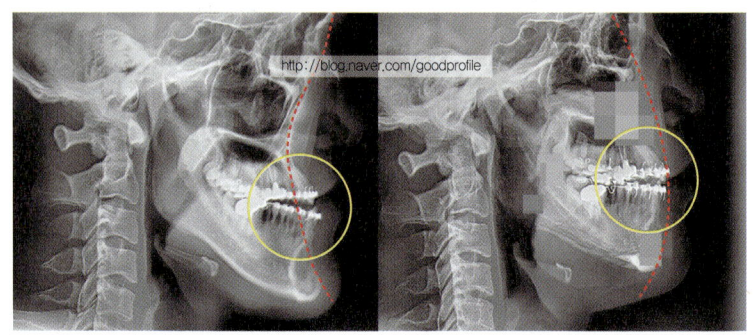

강민형 환자 측면 엑스레이 수술 전(좌)/ 수술 후(우)

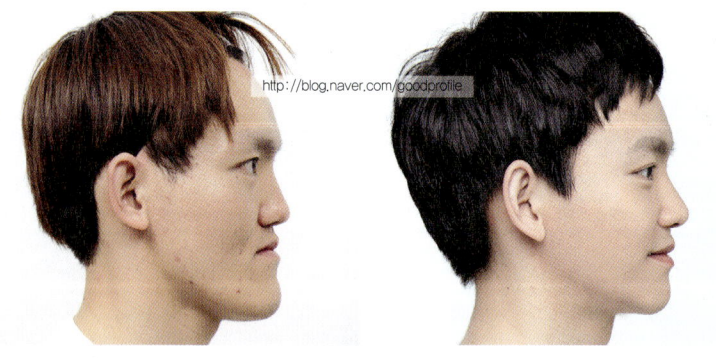

강민형 환자 수술 전(좌)/ 수술 후(우)

교정 전에는 얼굴의 중심축이 왼쪽으로 휘는 즉, 안면비대칭이 있었지만 교정 후에는 중심축이 반듯하게 맞춰졌습니다. 즉, 안면비대칭이 교정된 것을 보실 수가 있습니다.

다음 사진은 파노라마 사진입니다. 교정 전과 후를 비교해보면 양악수술뿐 아니라 V라인수술, 즉 사각턱수술과 T절골 턱끝수술로 턱이 확연하게 작아지고 갸름해진 것을 확인할 수 있습니다.

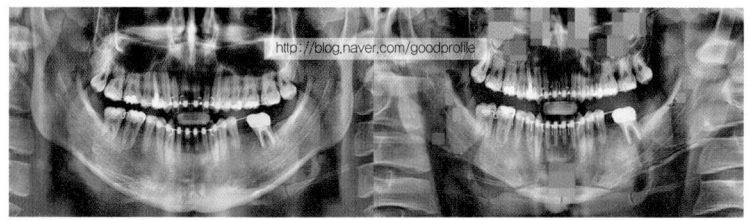

강민형 환자 파노라마뷰 수술 전(좌)/ 수술 후(우)

일반적으로 양악수술 한 가지만 해도 굉장히 큰 수술인데 거기에 안면윤곽수술까지 같이 시행한다고 하면 걱정이 먼저 앞서는 환자도 많습니다. 따로 할 경우에도 굉장히 고난도의 수술이라, 같이 할 경우 수술시간이 더 길어지면서 출혈량이 많아져 수혈이 필요한 경우가 생기거나, 위험성이 더 증가되는 것은 아닐까 걱정될 수도 있습니다.

숙련된 의사가 아니라면 그럴 수 있습니다. 실제로 양악수술이나 안면윤곽수술 시에 과다출혈로 인해 생기는 의료사고가 종종 뉴스에 보도되기도 합니다. 이 때문인지 얼굴뼈수술을 할 때 수혈은 당연히 필요한 것으로 알고 계시는 환자분도 보았고, 간혹 양악할 때 자가수혈을 하는지 다른 사람의 피를 수혈받는지 물어보시는 분도 있습니다. 혹은 수술 시 자가혈을 수혈한다고 자랑스럽게 광고하는 병원도 있더군요.

저는 양악, 안면윤곽수술 시 출혈을 최소화하여 수혈을 하지 않습니다. 지금까지 수혈 없이 수술을 잘해왔고, 수혈이 필요 없는 양악 수술 방법, 즉 '무수혈 양악수술'로 국제학술지에 논문 게재도 하였습니다.

실제 양악수술뿐 아니라 안면윤곽수술 시에 사망사고의 가장 흔한 원인은 과다출혈입니다. 과다출혈은 예상치 못한, 건드려서는 안 될 굵은 혈관을 손상시키거나, 수술시간이 길어지면 생기는 경우가 있습니다.

수술 시에 절대 손상받아서는 안 되는 혈관이 손상을 받으면 대량출혈로 이어질 수 있기 때문에 경험이 많은 원장님이라면 미리 이러한 혈관의 위치를 확실히 파악하고 손상되지 않도록 보호조치를 완벽히 해놓고 수술을 합니다.

그럼에도 불구하고 예상치 못하게 혈관이 손상되어 과다출혈이 있다면 신속하고 정확하게 지혈을 해야 합니다. 물론 입안이라는 협소한 공간에서 이루어져야 하기 때문에 경험이 많지 않은 경우 절대 쉽지가 않습니다.

과다출혈의 또 다른 원인은 긴 수술시간입니다. 얼마 전 양악수술로 인한 사망사고 뉴스를 접했는데 수술시간이 10시간 반이었다고 합니다. 그 시간 동안 절개창을 통해 출혈이 계속되었던 것입니다. 대게 양악수술은 2~3시간에 완료가 되는 수술임을 인지해주시기 바랍니다.

강민형 환자의 경우 부정교합과 심한 주걱턱 등 기능적인 문제 외에도 넓고 긴 하관, 큰 광대뼈 등 전체 얼굴형에 대한 콤플렉스가 있었습니다. 때문에 얼굴 기능의 회복과 더불어 미용적인 개선도 함께 이루어지길 원했는데, 수술 후 결과에 환자분도 매우 만족하였습니다.

심미적, 기능적
두 마리 토끼를 잡다

이름 : 김유나   **나이** : 21세(女)   **증상** : 안면비대칭, 밋밋한 얼굴, 긴 얼굴
수술종류 : 양악수술, V라인수술(T절골 턱끝수술 + 사각턱수술), 광대축소술
수술시간 : 3시간 25분

    앞서 양악수술과 안면윤곽수술의 차이를 말씀드렸습니다. 양악수술은 프로필, 즉 얼굴 옆모습의 변화를 주로 가져오고, 안면윤곽수술은 울퉁불퉁하고 넓은 정면 얼굴윤곽을 다듬는 수술입니다.

    이번 후기의 김유나 환자는 미미하지만 주걱턱뿐 아니라 안면비대칭도 있던 환자입니다. 또한 도드라진 광대와 밋밋한 얼굴 프로필라인을 호소하셔서 교정 받기를 원하셨습니다. 주걱턱과 안면비대칭을 위한 양악수술과 얼굴형을 개선하기 위해 T절골 턱끝수술과 사각턱수술 그리고 광대축소술을 진행하였습니다.

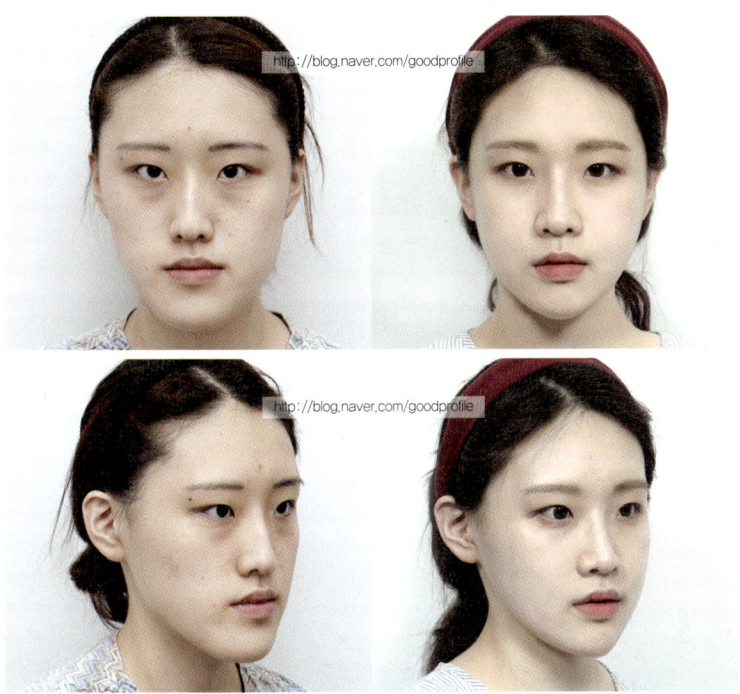

김유나 환자 수술 전(좌)/ 수술 후(우)

수술 전과 수술 3개월 후 사진입니다. 차이가 확연히 느껴지시죠? 비대칭과 주걱턱이 교정되었고 얼굴 프로필도 사는 느낌입니다. V라인 수술, 즉 T절골수술과 사각턱수술로 인해 뭉툭했던 턱끝도 갸름해진 것을 볼 수 있습니다. 또한 울퉁불퉁한 광대와 사각턱이 들어가서 안면윤곽라인이 이마관자에서부터 매끈하게 모아집니다. 강한 인상이 없어지고 얼굴이 작아 보이기까지 합니다.

저는 안면윤곽수술이든 양악수술이든 2주 차가 되면 반드시 엑스레이를 찍어서 확인을 받으라고 합니다. 이 자세한 내용은 이후 다시 한 번 설명드리겠습니다.

김유나 환자의 엑스레이 전후 사진을 확인해보겠습니다. 엑스레이 정면 사진을 보시면 울퉁불퉁했던 얼굴뼈가 교정 후에는 매끈한 모습이 되었습니다. 아래로 내려올수록 갸름해지죠.

파노라마 사진에서도 귀밑에 사각턱이 사라지고 매끈하게 잘 잘린 모습입니다.

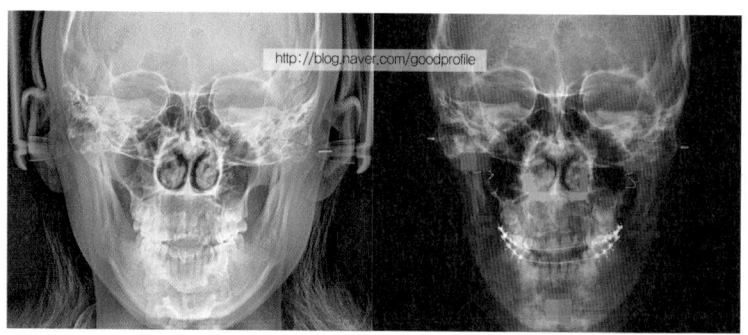

김유나 환자 엑스레이 수술 전(좌)/ 수술 후(우)

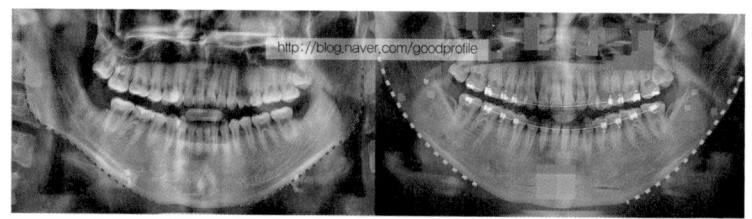

김유나 환자 파노라마뷰 수술 전(좌)/ 수술 후(우)

몇몇 환자분들은 양악전문의나 안면윤곽전문의가 있다고 알고 계십니다. 하지만 우리나라에 양악전문의나 안면윤곽전문의 제도는 존재

하지 않습니다. 내과나 외과와 같이 성형외과도 4년간의 레지던트 과정을 마치고, 성형외과전문의 자격증을 취득할 때까지 성형외과의 모든 분야를 골고루 공부하게 됩니다. 어느 한 분야만 중점적으로 공부하고 수술하는 것이 아닙니다. 성형외과 전반에 걸쳐 공부하고 수술하게 되죠.

성형외과전문의 자격증을 취득하고 나서 비로소 전임의(교수직)과정 혹은 해외연수과정을 통해 자기가 뜻이 있는 분야, 예를 들어 안면윤곽, 코 혹은 가슴 분야에서 집중적으로 공부하고 연구하게 되죠. 그러면 그 분야에 대한 전문가가 되는 것이지만, 그렇다고 해서 안면윤곽전문의 혹은 가슴전문의 등의 타이틀이 주어지지는 않습니다.

이렇듯 양악전문의나 안면윤곽전문의 제도가 없기 때문에 양악수술과 안면윤곽을 동시에 하는 수술의 경우 수술할 원장님의 경력을 환자분께서 자세히 살펴보셔야 합니다. 특히 전문의자격 취득 후에 어떤 수련기관에서 어느 분야에 대해 연구하고 수술을 얼마나 하셨는지 등이 가장 중요하겠죠?

저 같은 의사에게는 2~3시간짜리 수술이지만 환자분들께서는 회복부터 교정까지 기나긴 여정이고 힘든 과정입니다. 따라서 신중하게 판단하셔서 꼼꼼히 따진 후 수술받으시길 당부드립니다.

03

양악수술 후
부기는 어느 정도일까?

PROFILE

이름 : 손미나	**나이 :** 30세(女)	**증상 :** 안면비대칭, 주걱턱
수술종류 : 양악수술, 턱끝수술		**수술시간 :** 2시간 40분

　양악수술이나 윤곽수술을 고려하는 분들의 가장 큰 고민은 아마 회복기간이나 부기가 아닐까 생각됩니다.

　저마다 사회에서 혹은 가정에서 역할이 있다 보니 긴 휴가를 낼 수 없는 것이 현실입니다. 여유가 없고 바쁜 현대인들의 이런 특성 때문에 '퀵'이나 '미니'가 붙은 단축 수술도 생겨난 것이겠지요.

　얼굴뼈수술은 일반적인 성형수술에 비해 회복기간이 더 긴 것으로 알려져 있습니다. 절골을 했으니 부기가 많을 것이고 뼈가 붙는데도 시간이 필요하니까요. 회복기간이나 부기 정도는 환자마다 다릅니다.

양악수술 후 손미나 씨의 모습입니다. 주걱턱과 안면비대칭을 교정하기 위해 양악수술과 턱끝수술을 하기로 결정하였고, 수술은 양악 2시간 25분, 턱끝수술 15분으로 총 2시간 40분이 소요되었습니다.

수술 전 모습을 보면 상악의 비대칭으로 오른쪽 입꼬리가 올라가 있고 턱 끝이 돌아가 있는 심한 안면비대칭입니다. 뿐만 아니라 아래턱도 길게 나와있는 주걱턱입니다.

오른쪽은 수술 2주 후 정면 사진입니다. 2주밖에 지나지 않아 아직 부기가 남아있지만, 입꼬리의 비대칭이 사라지고 아래턱도 많이 줄어든 것을 육안으로 확인할 수 있습니다.

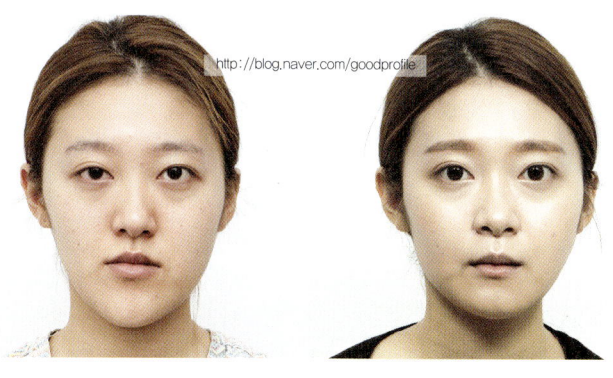

손미나 환자 정면 수술 전(좌)/ 수술 2주 후(우)

여러 각도에서 변화를 확인해 보겠습니다. 수술 전 아랫입술이 윗입술보다 훨씬 앞으로 나와있는 전형적인 주걱턱을 가지고 있습니다.

수술 2주 후 모습을 보면 주걱턱이 교정되어 아랫입술이 윗입술보다 들어가 있는 정상적인 모습을 확인할 수 있습니다.

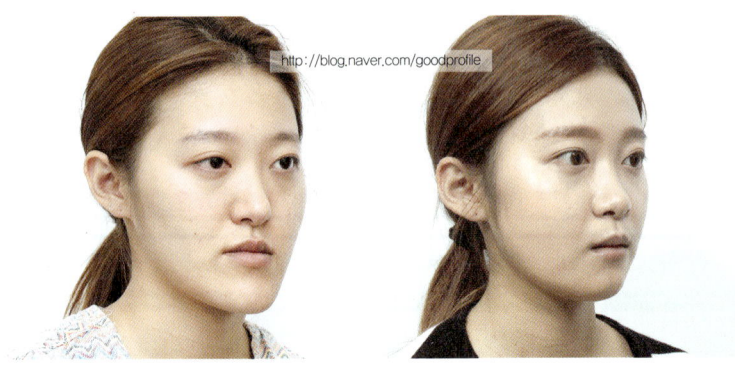

손미나 환자 45도 수술 전(좌)/ 수술 2주 후(우)

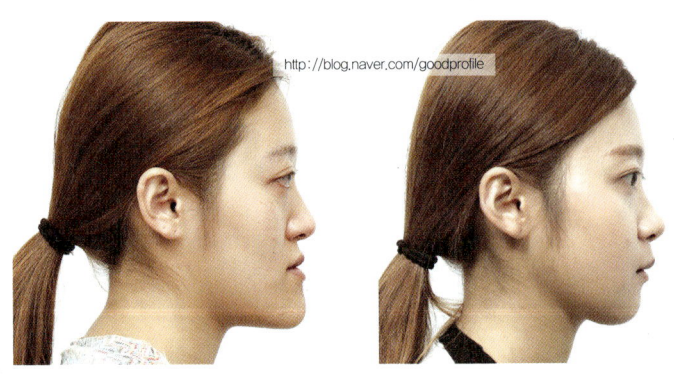

손미나 환자 측면 수술 전(좌)/ 수술 2주 후(우)

아래에서 찍은 모습을 보면 수술 전에는 얼굴 중심선과 턱 중심선이 어긋나 있지만 수술 후 중심선이 잘 맞추어졌습니다.

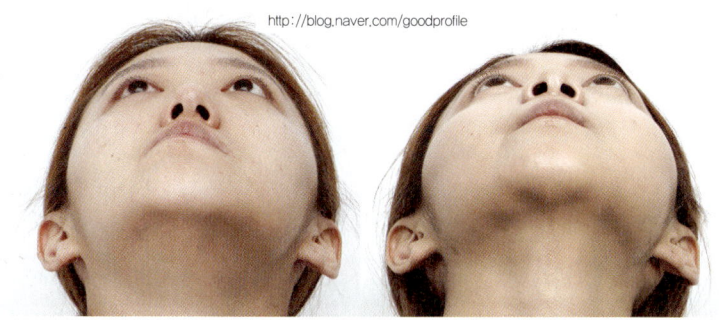

손미나 환자 수술 전(좌)/ 수술 2주 후(우)

겉을 보았으니 속도 보아야 합니다. 손미나 환자의 엑스레이 사진을 비교해 보겠습니다.

수술 전 엑스레이 정면을 보면 위턱 중심선과 아래턱 중심선이 어긋나 있습니다. 그만큼 안면비대칭이 심한 것이죠. 수술 후에는 안면비대칭이 교정되어 위턱과 아래턱의 중심선이 일치합니다.

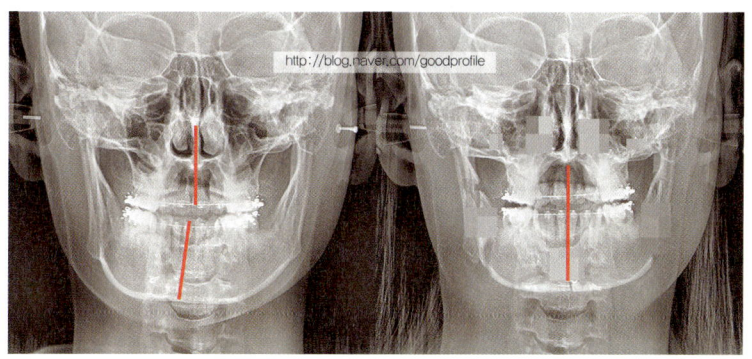

손미나 환자 정면 엑스레이 수술 전(좌)/ 수술 2주 후(우)

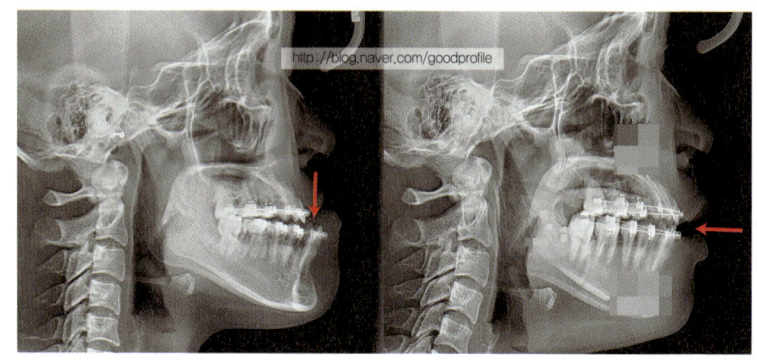

손미나 환자 측면 엑스레이 수술 전(좌)/ 수술 2주 후(우)

측면을 보면 아래 치아가 더 나와있었지만, 수술 후 주걱턱도 교정이
되었고 치아도 정상적인 교합을 보여주고 있습니다. 양악수술과 턱끝
수술 후 2주차 환자의 '겉과 속'을 모두 보았습니다.

다음은 양악수술과 턱끝축소술을 받은 사례입니다. 정지훈 환자는
병원 방문 당시 주걱턱이 심하고 전방개방교합을 동반한 제3급 부정교
합으로 인하여 발음이 세고 음식물을 섭취하기가 어려운 상태였습니다.

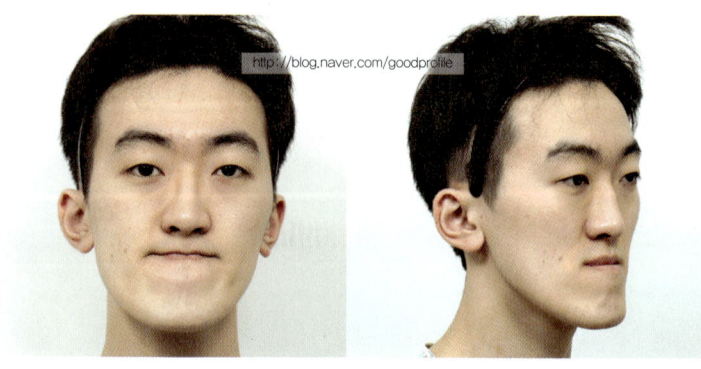

정지훈 환자 수술 전 정면/ 45도

사진을 보면 아래턱이 나오기도 나왔지만, 아래턱 자체도 무척 큽니다.

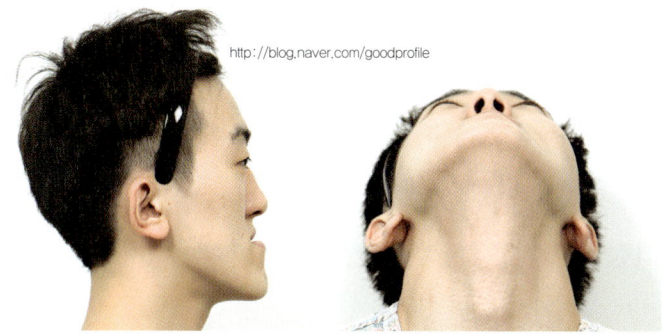

정지훈 환자 수술 전 측면/턱 아래

측면 사진을 보면 아래턱이 나와서 아랫입술이 윗입술보다 나와있고, 아래턱 자체도 크고 턱끝도 앞으로도 돌출되어 있습니다.

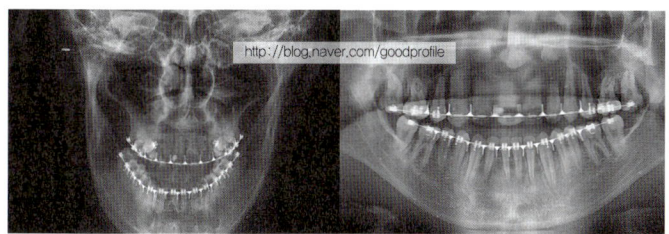

정지훈 환자 수술 전 정면 엑스레이와 파노라마뷰

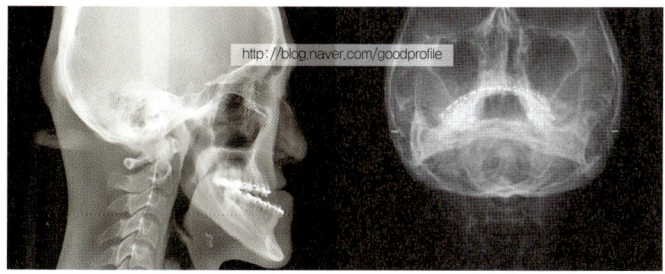

정지훈 환자 수술 전 엑스레이 측면/턱 아래

정밀진단 후, 환자분은 주걱턱 교정을 위한 양악수술과 아래턱 자체를 줄여주기 위한 턱끝축소술(T절골 턱끝수술을 동반)을 받으셨습니다. 수술시간은 양악 2시간, 턱끝 25분으로 총 2시간 25분이 소요되었습니다. 일반적인 턱끝전진술 같은 경우 15분이면 모든 과정이 종료되나 T절골에 축소까지 있어서 턱끝에 25분이나 소요가 되었습니다.

다음은 수술 후 10일차 사진입니다. 수술한 지 얼마 지나지 않은 시점이라 부기가 상당히 있습니다. 그럼에도 불구하고 정면에서 보면 아래턱이 들어가기도 하였지만, 아래턱 자체도 줄어서 얼굴의 밸런스가 맞습니다.

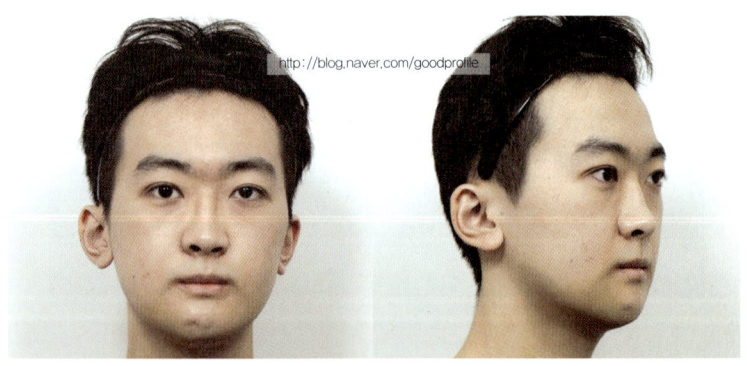

정지훈 환자 수술 10일 후 정면 / 45도

45도 사진을 보면 턱도 들어가고, 상중하 안면부 간의 비율도 잘 맞습니다.

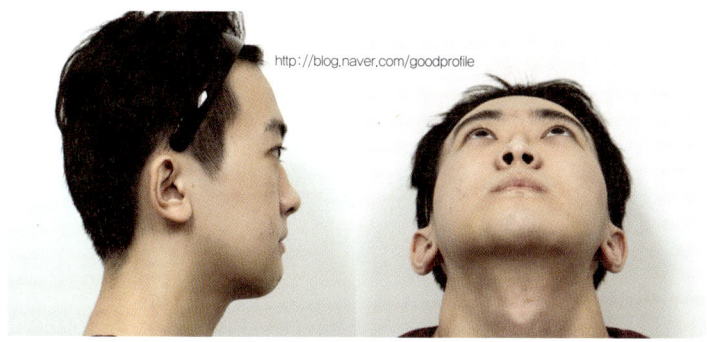

정지훈 환자 수술 10일 후 측면 / 턱 아래

측면 사진을 보시면 프로필도 아주 좋습니다. 아래턱이 좀 더 나와 보이는 것은 아래턱에 T절골뿐 아니라 턱끝축소로 인한 부기 때문입니다. 부기가 있기는 하지만 턱 아래 역시 보기 좋게 변화하였습니다.

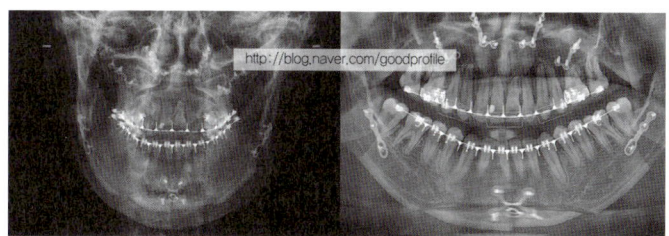

정지훈 환자 수술 후 정면 엑스레이와 파노라마뷰

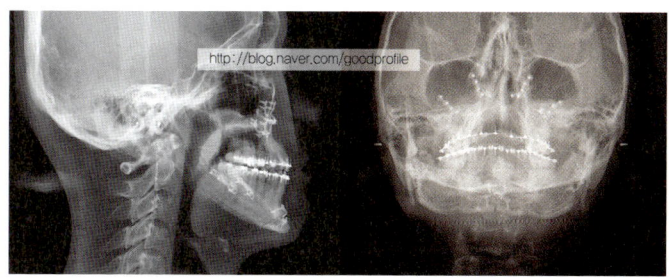

정지훈 환자 수술 후 엑스레이 측면 / 턱 아래

수술 후 회복기간을 많이 문의하시는데, 수술 후 회복기간을 좌우하는 것은 결국 부기입니다.

이 부기를 좌우하는 요인은 여러 가지가 있지만, 그중에서 얼마큼 수술이 조직에 상처를 덜 주면서 빠르고 순조롭게 끝나느냐가 가장 중요한 요인이 됩니다. 조직에 상처가 덜 가면 그만큼 출혈이 적고, 수술시간이 짧겠지요. 수술시간에 따라 부기는 좌우된다고 보셔도 될 것 같습니다. 물론 수술이 잘되어야 함은 기본입니다.

따라서 수술은 안전하고, 출혈이 적은 병원에서 받으셔야겠지요. 저는 예전에 '양악수술 시 출혈을 획기적으로 줄이고 수혈이 필요 없다'는 내용의 논문을 세계에서 가장 권위 있는 악안면외과학 저널(SCI 저널)에 발표한 적이 있습니다. 출혈은 부기와도 밀접한 관련이 있지만, 치명적인 부작용인 사망의 가장 큰 원인이 되기 때문입니다.

04

남자,
양악수술을 선택하다

PROFILE

이름 : 이민기	나이 : 28세(男)	증상 : 주걱턱, 긴 얼굴
수술종류 : 양악수술, 턱끝수술		수술시간 : 2시간 40분

보통 성형수술은 여성 환자의 비율이 높습니다. 아름다움에 관심이 많은 여성분들이 성형수술이나 미용시술을 찾는 것이죠. 반면 양악수술은 남녀 환자의 비율이 비슷합니다. 양악수술을 결심하는 환자들은 단순히 외모 변화의 목적보다는 얼굴이나 턱 기능 교정의 목적도 함께 가지고 있기 때문이지요.

요즘은 남성들도 사회생활을 하거나 대인관계 속에서 깔끔하고 신뢰받을 수 있는 이미지가 요구되고 있습니다. 주걱턱이나 돌출입, 안면비대칭 등으로 인해 음식 섭취 및 발음 등 기능적인 문제뿐만 아니라, 험악한 이미지로 비춰질 수 있어 양악수술로 턱 기능의 문제점과 외모

콤플렉스를 동시에 해결하고자 하는 남성들이 점차 늘어나는 것입니다.
남자 환자의 양악수술과 턱끝수술 전후 사진을 보겠습니다.

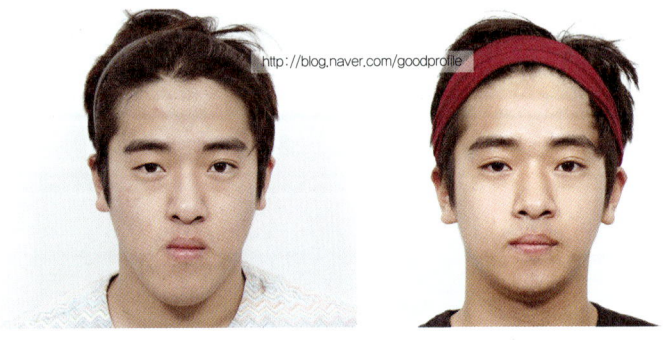

이민기 환자 수술 전(좌)/수술 후(우)

이민기 환자는 심한 주걱턱과 긴 턱을 가지고 있었습니다. 그래서
주걱턱 교정을 위해 양악수술을, 긴 턱을 줄이기 위해 턱끝수술의 일
종인 턱끝축소술 및 후방이동술을 시행하였습니다.

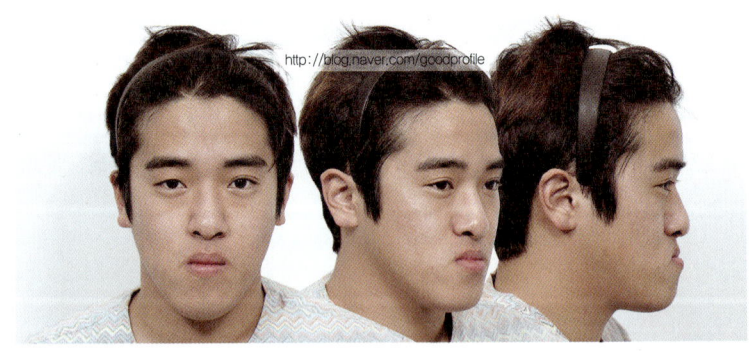

이민기 환자 수술 전 정면/45도/측면

교정 전 정면 사진을 보면 아래턱이 너무 나오고 위턱은 들어가서
윗입술보다 아랫입술이 도드라지고 턱끝도 깊어 주걱턱이 더욱 심해

보입니다. 45도 사진에서도 콧망울 주변의 위턱이 들어가고 아래턱은 길면서 앞으로 나와있는 전형적인 주걱턱으로 턱 교정이 반드시 필요한 상태입니다. 측면에서 보면 주걱턱이 확실히 눈에 보입니다. 턱끝도 길게 앞으로 나와있습니다.

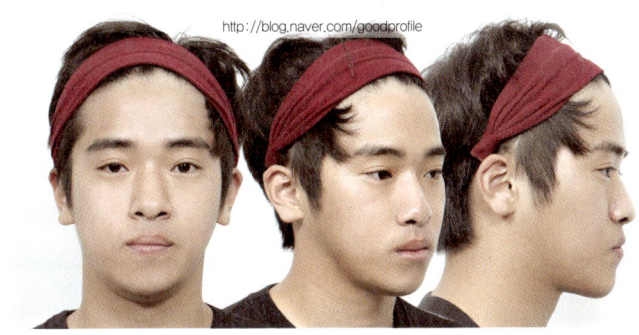

이민기 환자 수술 후 정면/45도/측면

수술 후 3개월이 지난 모습입니다. 정면 사진을 보면 아래 입술이 가늘어지고 아래턱이 들어가고 작아졌습니다. 이제야 얼굴의 전체적인 비율이 균형을 잡고 있습니다. 45도에서 보면 역시 주걱턱 교정이 제대로 되어 주걱턱이 없어졌습니다. 측면에서 보면 변화가 더욱 확실합니다. 양악수술과 턱끝수술로 인해 주걱턱이 교정되고, 얼굴 프로필이 활 모양에서 이상적인 형태의 프로필로 변하였습니다.

이제 속을 보겠습니다. 수술 전과 후 엑스레이 사진입니다.

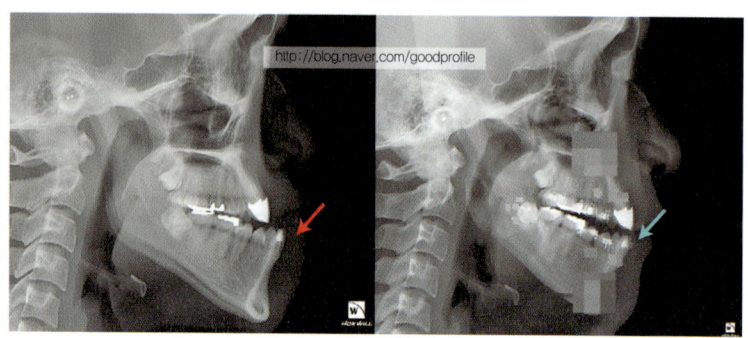

이민기 환자 측면 엑스레이 수술 전(좌)/ 수술 후(우)

교정 전 사진을 보면 아래턱이 많이 나와있고, 앞치아들이 위와 아래가 떠 있는 전방개방교합입니다. 수술 후에는 아래턱이 들어가고 벌어져 있던 전방개방교합이 없어졌습니다. 뿐만 아니라 턱끝축소와 후방이동술 등 턱끝수술로 인해 턱 길이도 줄어들고 뒤로 들어간 모습입니다.

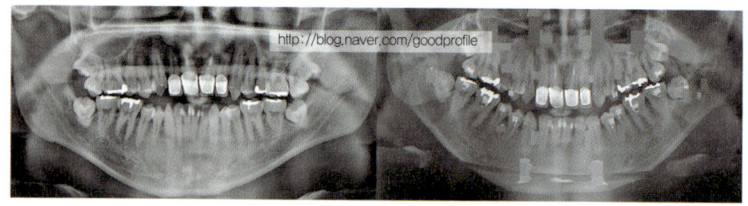

이민기 환자 파노라마뷰 수술 전(좌)/수술 후(우)

파노라마 사진을 통해 구강과 치아의 배열, 턱선 등을 조금 더 자세히 보겠습니다. 수술 전 파노라마 사진에서도 역시 전방개방교합 소견이 보입니다. 수술 후에는 아래턱의 길이가 줄었고 전방교합도 잘 맞습니다.

이민기 환자는 수술을 통해 이전에 개방교합으로 인해 음식물 섭취의 어려움이나 부정확한 발음 등 생활 속 불편함이 개선되어 매우 만족감을 나타내었습니다. 뿐만 아니라 차갑던 인상이 수술 후 부드러워지고, 늘 아래로 처져 있던 입꼬리가 올라가면서 밝고 긍정적인 이미지로 변화해 가족 및 지인들과 이전보다 더욱 가까워졌다고 하네요.

05

주걱턱 교정,
기능적인 치료까지
개선되어야 한다

PROFILE

이름: 오형욱	**나이**: 24세(男)	**증상**: 주걱턱, 부정교합
수술종류: 양악수술, 턱끝수술		**수술시간**: 2시간 35분

주걱턱이 심한 경우, 아랫입술이 윗입술보다 더 나와있고 위턱이 상대적으로 꺼져 보여 움푹 패인 접시 모양의 얼굴 프로필이 됩니다. 아래턱도 매우 크기 때문에 얼굴이 넓어 보이고, 하관 또한 넓으면서도 앞으로 길게 나와있습니다.

오형욱 환자는 주걱턱뿐 아니라 이에 따른 부정교합이 심해 발음이 새고 음식을 씹는 것조차 불가능하여 소화장애까지 있으셨던 분입니다. 아래턱 자체도 매우 커서 주걱턱이 더욱 심해 보여 양악수술과 더불어 턱끝축소술을 시행하였습니다.

수술시간은 양악수술 2시간 15분, 턱끝축소술 30분으로 총 2시간

45분이 소요되었습니다. 일반적으로 턱끝수술은 15~20분이면 종료되지만, 이 환자의 경우 두 번의 절골을 하고 제대로 맞춰주기까지 30분이 더 소요되었습니다.

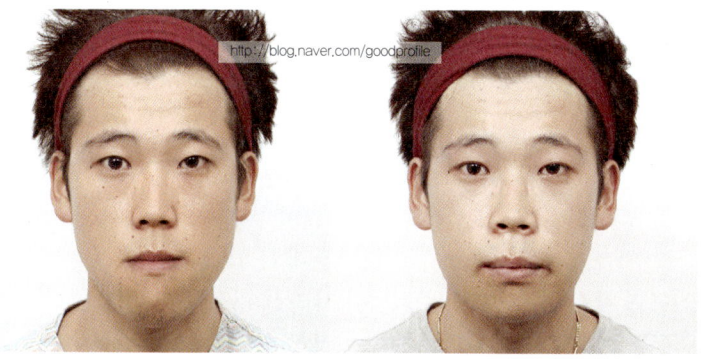

오형욱 환자 정면 수술 전(좌) / 수술 2주 후(우)

정면 사진을 보면 아래턱이 나와서 입이 자연스럽게 닫혀지지 않습니다. 그래서 의도적으로 입을 다물려고 하다보니 턱끝에 힘이 들어가고 이로 인해 턱끝에 주름이 지고 매우 부자연스럽습니다.

오른쪽 사진은 수술 후 2주차이므로 부기는 감안하고 봐주시길 바랍니다. 교정 후 확연히 달라진 턱끝의 길이가 보이시죠? 주걱턱의 양상도 사라졌습니다.

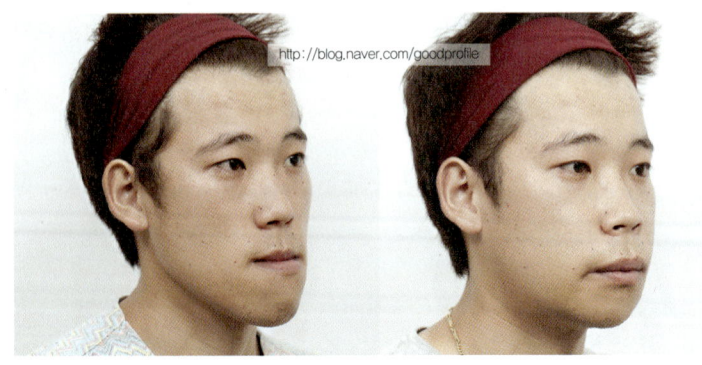

오형욱 환자 45도 수술 전(좌)/ 수술 2주 후(우)

45도 각도 사진에서도 주걱턱이 사라진 것을 확인할 수 있습니다.

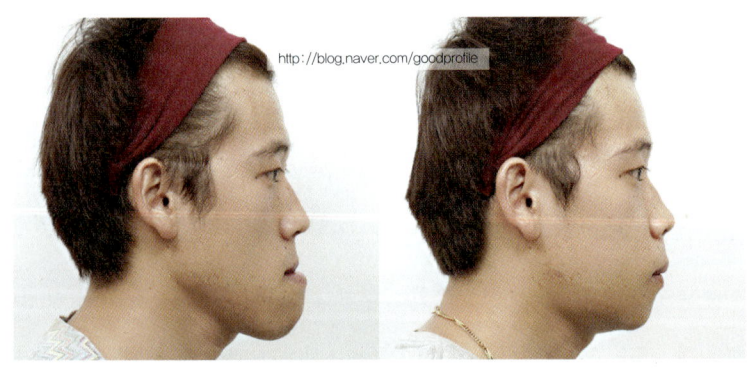

오형욱 환자 측면 수술 전(좌)/ 수술 2주 후(우)

측면 사진을 보시면 들어가 있던 위턱이 나오고, 나와 있던 아래턱이 들어가면서 주걱턱이 완전히 교정된 모습입니다. 오형욱 환자는 아래턱을 뒤로 24mm를 넣었는데, 이는 우리나라뿐 아니라 세계에서 가장 많이 넣은 경우가 아닐까 생각됩니다.

게다가 하치조신경이 턱의 외측피질에 거의 묻혀 있어 교과서에 나오는 그야말로 일반적인 방법으로 아래턱을 절골했더라면 신경이 99.9% 아니 100% 절단되었을 것입니다. 신경이 그렇게 바깥쪽에 위치한 사실에 저도 놀랐습니다. 다행히 제가 사용하는 방법은 신경을 전혀 손상시키지 않는 방법으로 신경을 안쪽에 밀어둠으로써 절골선으로부터 신경을 보호할 수 있었습니다. 이렇듯 신경절단이 절대 되지 않는 제 절골방법은 곧 국제학술지(SCI 저널)에 논문으로 발표될 예정입니다.

아직 2주차라 부기는 남아있지만 아주 순조롭고 별다른 부작용 없이 잘 회복되고 있습니다. 엑스레이 전후 사진으로 제대로 교정이 되었는지 다시 한번 확인해보겠습니다.

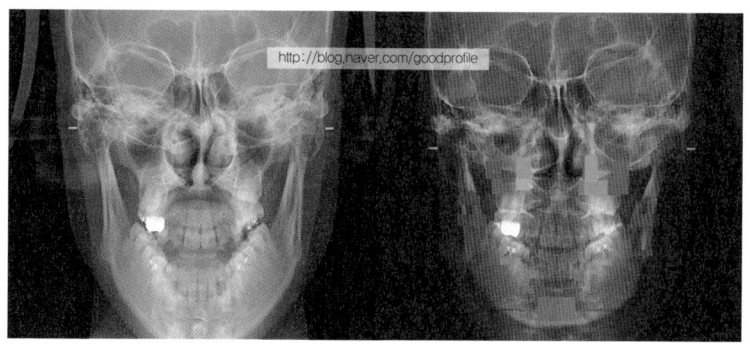

오형욱 환자 정면 엑스레이 수술 전(좌)/수술 후(우)

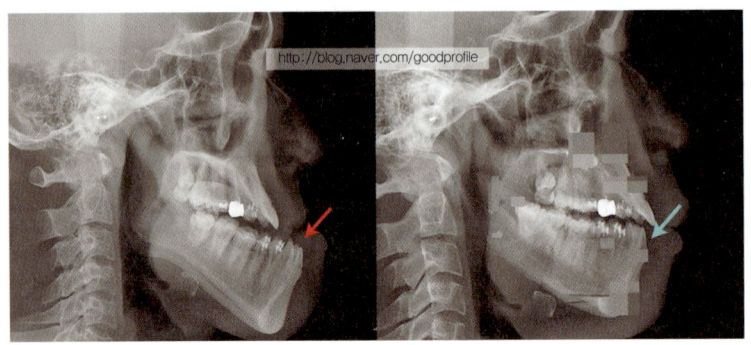

오형욱 환자 측면 엑스레이 수술 전(좌)/수술 후(우)

엑스레이에서도 나왔던 턱이 들어가고 주걱턱이 완전히 교정된 모습입니다. 아래턱 자체의 크기 또한 턱끝축소술의 영향으로 작아졌음을 볼 수 있습니다.

앞서 말씀드렸다시피 오형욱 환자는 아래턱을 24mm나 넣은 경우로 제 개인적으로도 제일 많이 넣은 경우입니다. 환자분도 아직 부기가 빠지기 전이지만 육안상으로도 사라진 주걱턱에 만족하고 있습니다.

요즘 양악수술이라고 하면 아직도 목숨 걸고 받아야 하는 수술 아니냐, 수많은 부작용을 감내해야 하는 수술 아니냐 하는 분들이 많이 계십니다. 세상에 사람 몸에 칼을 대는데 위험하지 않은 수술은 없습니다.

다만, 수술하는 의사의 능력과 판단에 따라 그 위험의 발생율은 달라집니다. 오형욱 환자와 같이 일반적이지 않은 경우라도 제대로 배워서 확실한 학문적 베이스 위에 오랜 경험을 가진 의사에게 수술을 받는다면 그렇게 목숨을 걸고 받아야 하고, 피할 수 없는 부작용이 많은 수술이 절대 아님을 말씀드립니다.

06

주걱턱 교정에
가장 효과적인
양악수술

PROFILE

이름 : 나민욱	**나이** : 29세(男)	**증상** : 주걱턱, 턱끝비대증
수술종류 : 양악수술, 턱끝수술		**수술시간** : 2시간 25분

양악수술을 고민하는 환자들 중에는 주걱턱을 가진 경우가 가장 많습니다. 주걱턱이 심하고 넓은 하관이 고민이었던 환자의 변화된 모습을 보겠습니다.

나민욱 환자는 주걱턱과 턱끝비대증으로 얼굴형의 개선을 원했습니다. 주걱턱을 교정하기 위해 양악수술을, 턱끝비대증 교정을 위해 턱끝수술 중 턱끝축소술과 턱끝후방이동술을 시행하였습니다. 양악수술 2시간 5분, 턱끝축소술 20분으로 총 수술시간은 2시간 25분이 소요되었습니다.

왼쪽은 양악수술 전 정면 모습, 오른쪽은 2개월 후 경과 사진입니다.

66

주걱턱이 심한 경우, 사진에서 보듯 아랫입술이 윗입술보다 더 나와있고 위턱이 상대적으로 꺼져 보여 움푹 패인 접시 모양의 얼굴 프로필이 됩니다. 아래턱도 매우 크기 때문에 얼굴이 넓어 보이고, 하관 또한 넓지만 앞으로도 길게 나와있습니다. 전형적인 주걱턱의 모습입니다.

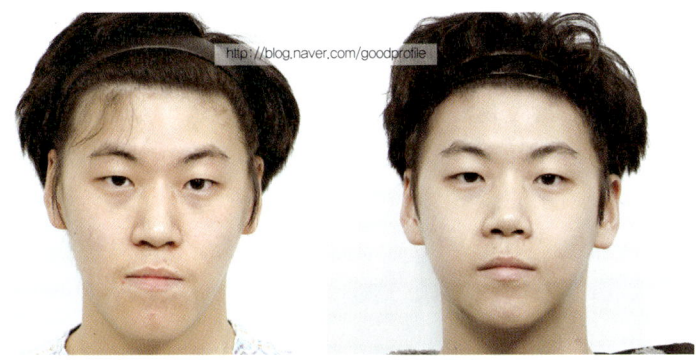

나민욱 환자 정면 수술 전(좌) / 수술 후(우)

수술 전 45도 측면 사진을 보면 주걱턱이 더욱 도드라져 보입니다. 턱이 앞으로 나와있기 때문에 상대적으로 위턱과 중앙안면부인 콧방울 주변은 꺼져 있는 것처럼 보입니다.

수술 후에는 아래턱이 들어가면서 얼굴 중앙부인 볼과 코 등이 살아나면서 얼굴이 입체적이고 매우 작아 보입니다.

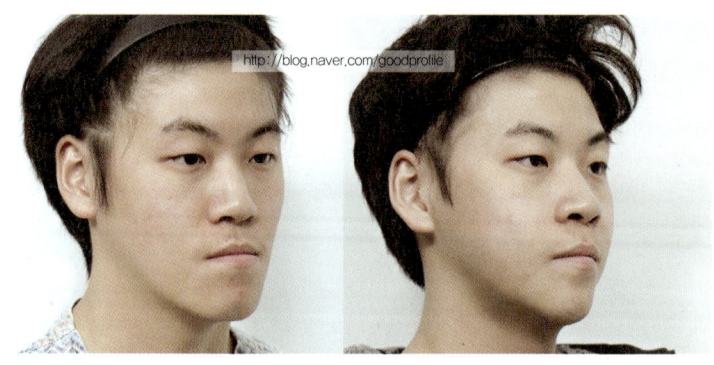

나민욱 환자 45도 수술 전(좌)/ 수술 후(우)

다음 수술 전 측면 사진을 보면 주걱턱 증상이 프로필상에 확실하게 나타납니다. 양악수술을 통한 주걱턱 교정이 반드시 필요한 경우입니다. 아래턱 자체도 커서 턱끝수술의 일종인 턱끝축소술이 필요한 상황입니다. 수술 후 아래턱이 들어가고 정상적인 프로필이 되었습니다.

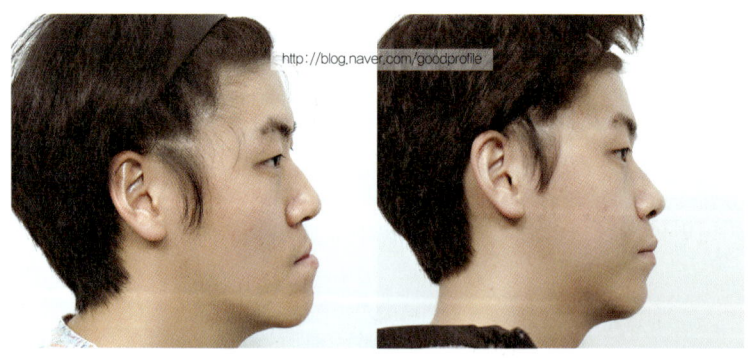

나민욱 환자 측면 수술 전(좌)/ 수술 후(우)

엑스레이 사진으로 변화를 확인해 보겠습니다. 측면 사진을 보면 길게 나온 아래턱과 더불어 치아교합이 맞지 않아 입이 열려 있는 것을 확인할 수 있습니다. 교정 후 턱끝이 축소되고 아래턱이 후방이동되었으며, 주걱턱 교정으로 아래턱이 전반적으로 뒤로 이동하여 치아 역시 아래 치아가 위 치아보다 뒤로 이동하여 정상교합을 찾았습니다.

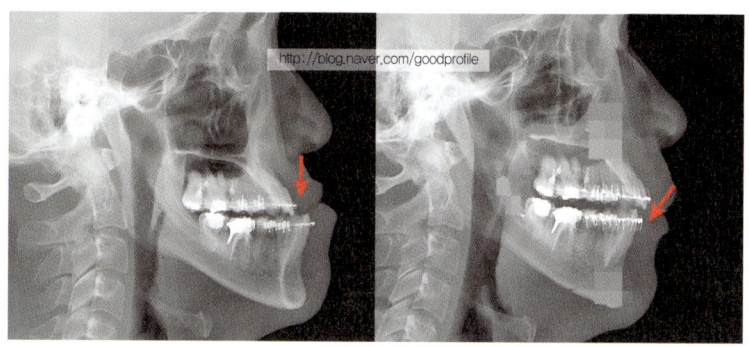

나민욱 환자 측면 엑스레이 수술 전(좌)/수술 후(우)

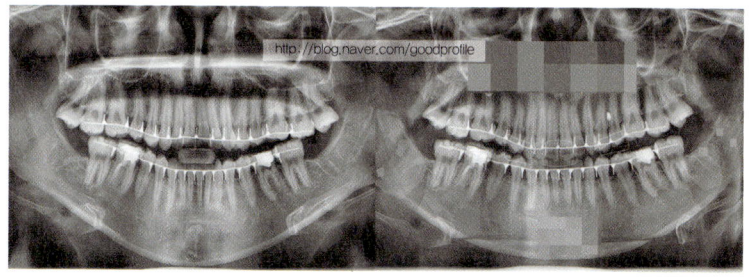

나민욱 환자 파노라마뷰 수술 전(좌)/수술 후(우)

파노라마 사진에서도 주걱턱 증상으로 인해 아래턱 특히 턱끝이 커 보입니다. 수술 후에 턱끝이 축소되고 주걱턱이 교정된 후 부드러운 곡선의 턱이 완성된 것을 보실 수 있습니다. 양악수술과 턱끝수술

2가지 수술이 함께 진행되었기 때문에 앞 사진에서는 모자이크 처리가 되었지만, 다수의 고정핀이 사용됩니다.

대개는 수술 경험이 부족한 경우일수록 더 많은 고정핀을 사용하는 경향이 있습니다. 고정핀은 환자의 요청에 따라 추후 제거할 수도 있습니다. 전신마취를 하지 않고 대략 30분 이내에 끝나는 간단한 수술입니다. 회복이 끝나 뼈가 완전히 유합되었을 때 제거하는 것이 좋습니다.

그러나 핀을 제거해야 될 특별한 이유가 없다면 평생 핀을 고정하고 지내도 이상은 없습니다. 얼굴뼈수술 시 주로 사용하는 플레이트와 스크류는 대부분 티타늄입니다. 무게는 철의 절반 정도로 가볍지만 강도는 철과 비슷할 정도로 강하며, 부식이 잘 되지 않고 자극성이 없습니다.

여담으로 공항 검색대를 통과할 때 윤곽수술이나 양악수술을 한 여성이 걸려서 주목을 받았다는 이야기를 들었다며, 상담할 때 반신반의하며 물어보는 환자분도 있습니다. 그야말로 루머입니다. 고정핀이 얼굴에 남아있어도 공항 검색대에서 문제가 생기지 않으며, MRI 촬영 때에도 전혀 문제가 되지 않으니 안심하고 얼굴뼈수술을 받으셔도 됩니다.

07

양악수술,
얼굴 밸런스를
책임진다

PROFILE

이름 : 이수영	**나이** : 22세(女)	**증상** : 안면비대칭
수술종류 : 양악수술, 턱끝수술		**수술시간** : 2시간 20분

　요즘 단체로 사진을 찍을 때 '외모 몰아주기'가 유행이죠. 주변 사람들이 입을 삐뚤게 혹은 눈을 짝짝이로 만들거나 얼굴을 일그러지게 해 단 한 명만 외모를 돋보이게 해주는 것입니다. 우리는 자신도 모르게 머릿속에 얼굴이 좌우대칭을 이루고, 이마, 코, 턱이 황금비율이라면 예쁘고 호감 가는 얼굴, 입이 삐뚤어졌거나 턱이 중심에서 벗어나 있으면 비호감 얼굴이라고 정해 놓은 것 같습니다.

　이목구비가 삐뚤어져 보이는 경우 대부분은 턱이나 얼굴뼈가 틀어신 안면비대칭이 원인일 수 있으며, 이는 양악수술을 통해 바로잡는 것이 좋습니다.

안면비대칭이 심한 이수영 환자의 엑스레이 사진을 보겠습니다. 턱 끝이 오른쪽으로 심하게 틀어져 있는 안면비대칭입니다. 위턱의 치아 중심선과 아래턱의 치아 중심선(빨간선)을 맞춰보면 완전히 어긋나 있습니다.

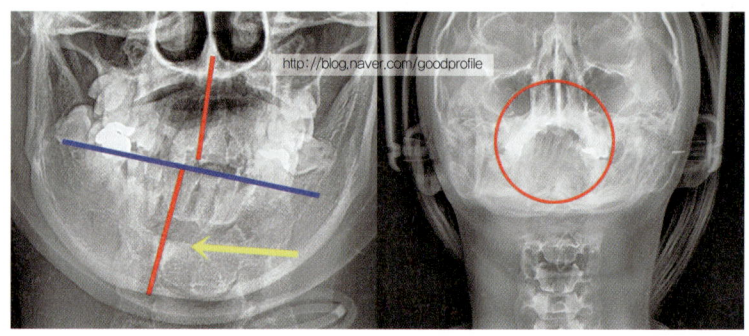

이수영 환자 수술 전 엑스레이(좌)/워터스뷰(우)

교합면(파란선) 역시 수평이 아니라 기울어져 있습니다. 위턱과 아래턱 모두 비대칭으로 인한 안면비대칭으로 교정이 반드시 필요한 경우입니다.

아래에서 보아도 아래턱이 완전히 오른쪽으로 돌아가 있습니다. 이수영 환자는 안면비대칭 교정을 위해 양악수술과 턱끝수술을 진행하였습니다. 소요시간은 양악 2시간 5분, 턱끝 15분으로 총 2시간 20분이 소요되었습니다. 수술 후 비대칭이 과연 개선되었을까요?

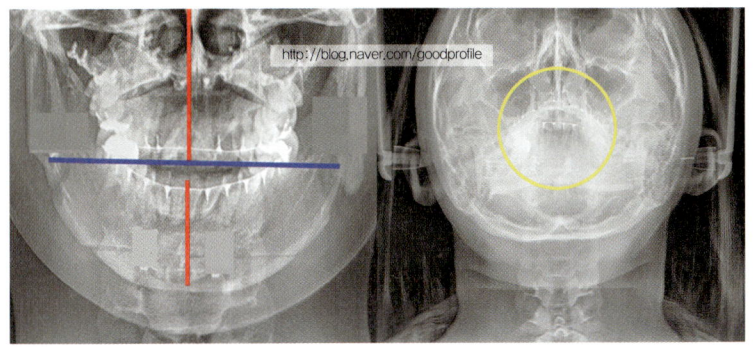

이수영 환자 수술 후 엑스레이(좌)/워터스뷰(우)

위턱 치아 중심선과 아래턱 치아 중심선(빨간선)이 수직으로 일치합니다. 치아 교합면(파란선)도 수평을 되찾았습니다.

얼굴 중심선이 잘 맞아 좌우가 바른 대칭 얼굴이 되었습니다.

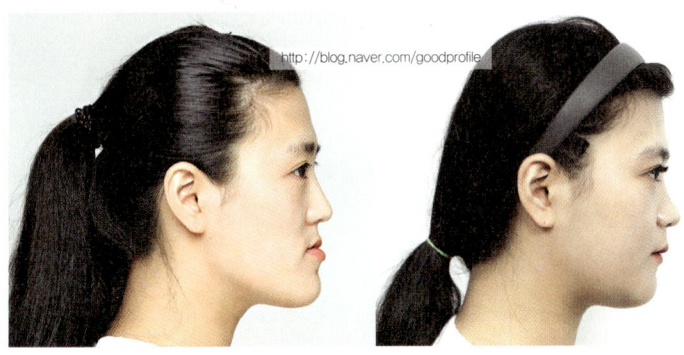

이수영 환자 측면 수술 전(좌)/수술 후(우)

측면 사진을 보면 아래턱이 잘 들어가 볼록한 모양의 얼굴 옆라인이 만들어졌습니다.

파노라마 사진으로 수술 전과 후를 한눈에 비교해 보겠습니다.

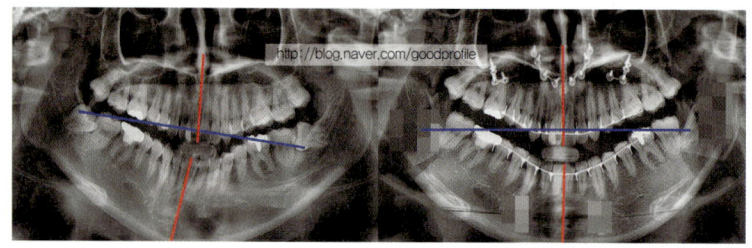

이수영 환자 파노라마뷰 수술 전(좌)/수술 후(우)

한눈에 보아도 우측으로 심하게 틀어져 있던 환자의 얼굴 중심선이 수술 후 가운데 위치하면서 틀어져 있던 턱과 치아교합이 제자리를 찾은 것을 확인할 수 있습니다. 다음은 안면비대칭 교정 전후 사진입니다.

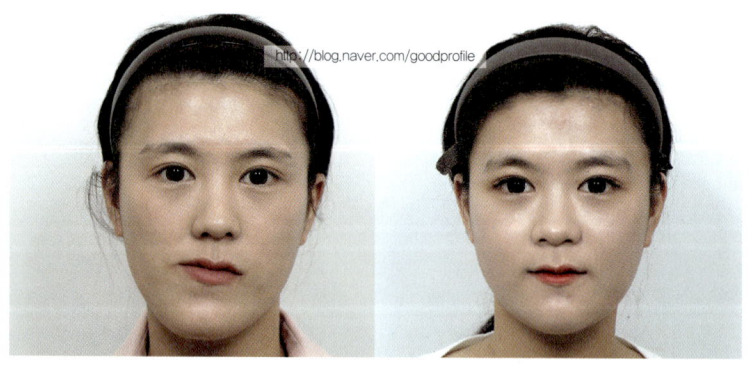

이수영 환자 정면 수술 전(좌) / 수술 후(우)

양악수술로 교정할 수 있는 증상은 여러 가지입니다. 그중에서 저는 안면비대칭을 교정하는 것이 가장 어렵지 않을까 생각합니다. 얼굴의 비대칭을 바로잡기 위해서는 틀어져 있는 얼굴뼈뿐 아니라 뼈에 붙은 근육, 피하지방, 피부 등 연부조직까지 고려해서 수술 계획을 짜야 하기 때문입니다. 저마다 연부조직의 성질이 다르기 때문에 수술 후 정확한 결과를 예측하는 것이 쉽지 않습니다.

　그러나 정확한 뼈수술은 안면비대칭을 바로 잡는 가장 첫 단계이기 때문에 실수 없이 진행되어야 합니다. 여타 수술도 마찬가지지만 안면비대칭 교정을 위해 양악수술을 고려한다면 얼굴에 대한 해부학적 지식이 풍부할 뿐 아니라 수술 경험이 많아 결과의 오차를 최대한 줄일 수 있는 전문의에게 맡기시길 바랍니다.

08

하악왜소증을 동반한 수면무호흡증, 양악수술로 치료

PROFILE

이름 : 최은아	나이 : 23세(女)	증상 : 무턱, 수면무호흡증, 코골이
수술종류 : 양악수술, 턱끝전진술		수술시간 : 2시간 35분

최은아 환자는 잘 때 코골이가 너무 심하고 수면무호흡증까지 겪고 있어 늘 양질의 잠을 자지 못했습니다. 이를 고치기 위해 대학병원 수면 클리닉에 갔다가 양악수술밖에 치료방법이 없다는 이야기를 듣고, 교수님으로부터 저를 추천받고 내원하였습니다.

전혀 생각하지 못했던 양악수술을 받아야 하는 두려움에 내원하기 전 인터넷을 통해 정보를 찾아본 모양입니다. 상담 중에 환자의 이야기를 듣고 양악수술에 대한 유언비어가 참 많다는 생각이 들었습니다.

그녀는 주걱턱처럼 아래턱을 넣을 때는 양악수술이 효과적이지만, 하악왜소증이나 하악후퇴증처럼 아래턱을 앞으로 꺼내야 되는 경우 양악수술로는 효과가 전혀 없다는 내용을 인터넷에서 보았기 때문에 이 수술을 받아야 할지 고민이라고 하더군요.

물론 턱을 앞으로 꺼내는 양악수술은 어렵습니다. 의사의 노하우가 많이 필요합니다. 그러나 외적인 효과뿐 아니라 수면무호흡증이나 코골이를 해결할 만큼 효과가 좋은 수술입니다. 제대로 양악수술을 할 수 있는 의사가 많이 없기 때문에 헛소문이 도는 것인지 안타까울 뿐입니다. 인터넷에 떠도는 양악수술에 대한 루머를 모두 믿어서는 안 될 것 같습니다. 실제로 어떤 효과가 있는지 보겠습니다.

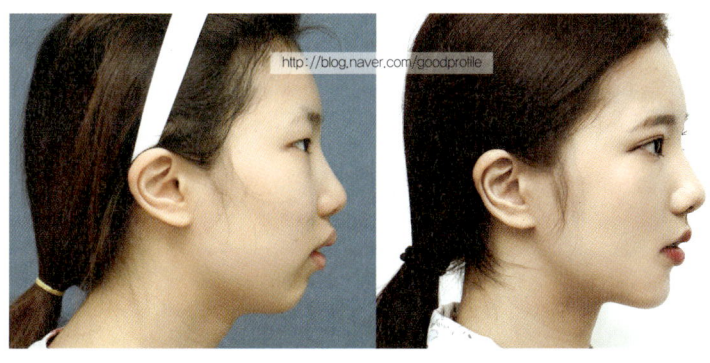

최은아 환자 측면 수술 전(좌)/수술 후(우)

최은아 환자는 하악왜소와 하악후퇴가 같이 있는 경우로 턱끝전진술만으로는 효과가 제한적이기 때문에 아래턱을 전체적으로 앞으로 전진시키는 양악수술과 턱끝도 앞으로 조금 더 꺼내기 위해 턱끝전진술을 동시에 하였습니다.

겉으로 보기에는 '무턱' 이 눈에 띄기 때문에 단순하게 필러나 지방이식을 하거나, 요즘 유행하는 3D프린터를 이용해 보형물을 만들어 수술하면 되지 않을까 생각할 수 있습니다. 혹은 턱끝만 앞으로 빼주는 턱끝전진술로 수술 범위를 줄이는 것이 효과적이지 않을까라고 생각할 수도 있죠.

그러나 최은아 환자는 턱끝전진술을 하기에는 아래턱이 너무 작고 뒤로 밀려있습니다. 그리고 가장 중요한 것은 위, 아래의 치아교합이 맞지 않습니다.

그래서 상악과 하악을 모두 앞으로 꺼내는 상하악전진 양악수술 (MMA-MaxilloMandibular Advancement)과 좀 더 외적인 효과를 위해 턱끝까지 앞으로 꺼내는 턱끝전진술을 동시에 하는 것이 가장 효과적이라는 결론이 난 것입니다.

엑스레이 사진을 통해 기도의 변화를 살펴보겠습니다.

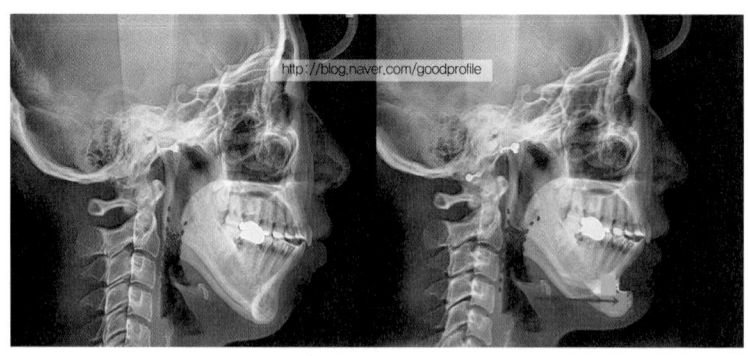

최은아 환자 측면 엑스레이 수술 전(좌)/수술 후(우)

수술 전 사진을 보면 기도 폭(파란색 점선)이 좁은 편입니다. 보형물만으로는 해결할 수 없는 문제점이죠. 수술 후에는 기도가 아주 넓어 졌습니다. 또한 턱끝전진술로 턱끝도 앞으로 나왔습니다. 최은아 환자 는 수술 후 코골이와 수면무호흡증도 개선이 되었고, 얼굴 프로필도 원하던 대로 만족스럽게 나왔습니다. 환자뿐 아니라 저 또한 무척 만 족스러운 수술이었습니다. 무턱 증상은 상태에 따라 다양한 수술법이 적용될 수 있습니다.

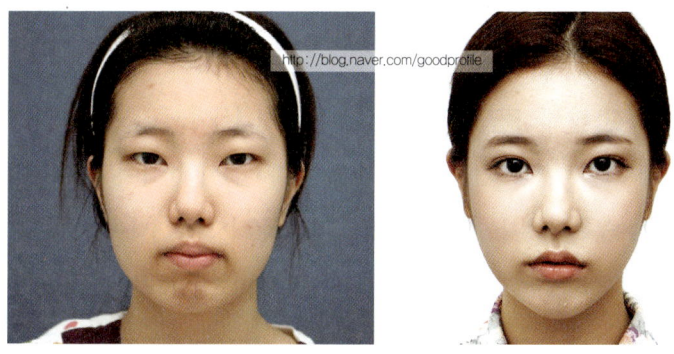

최은아 환자 정면 수술 전(좌)/수술 후(우)

기능적인 문제가 없고, 단지 아래턱만 조금 들어가 있는 경우라면 보형물이나 턱끝전진술만으로 간단히 치료할 수도 있습니다.

그러나 무턱으로 인해 치아나 수면장애 등 기능적인 문제를 동반한 경우라면 상, 하악을 앞으로 꺼내는 양악수술이 가장 효과적입니다.

최근 각 분야에서 3D프린터가 이용되면서 일부 병원에서는 아래턱 전체에 3D프린터를 이용해서 본시멘트를 덧붙여주면 하악왜소증이 해결된다는 내용을 인터넷에 퍼트리고 있는 것 같습니다.

이 수술방법은 수면무호흡증을 개선하는 등 기능적인 개선 효과도 전혀 없을 뿐 아니라, 향후 나이가 들어가면 뼈의 볼륨이 줄어들기 시작할 때 큰 문제가 생길 수 있습니다. 제가 원칙을 강조하며 오랜 기간 검증된 수술만 권해드리는 이유이기도 합니다.

09

돌출입수술 후
표정이 산다

PROFILE

이름 : 이설아	**나이** : 22세(女)	**증상** : 돌출입	
수술종류 : 돌출입 양악수술		**수술시간** : 1시간 30분	

  이설아 환자는 환하게 웃고 있지 않으면 지인들로부터 "화났어?", "불만 있어?" 라는 말을 많이 들었다고 합니다. 단지 무표정으로 있을 뿐인데 무척 억울했을 것 같습니다. 원인은 돌출입 때문이었습니다. 우리가 보통 불만이 있거나 화가 나면 입을 앞으로 내밀고 삐죽거리는 모양을 취하지요. 돌출입은 늘 입이 앞으로 나와있기 때문에 이런 오해를 살 수 있습니다.

  환자의 수술 전 사진을 먼저 보겠습니다.

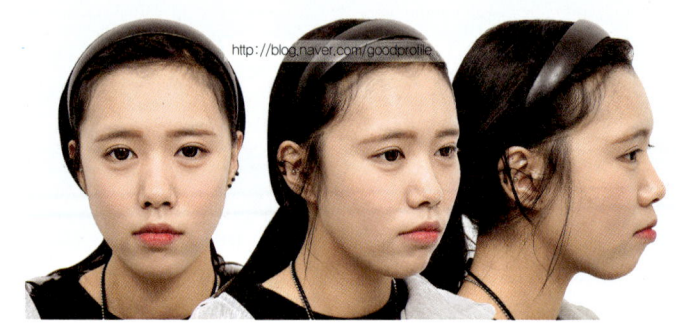

이설아 환자 수술 전 정면/45도/측면

　어느 각도에서 보아도 돌출입 소견이 보입니다. 실제로 표정이 화가
난 것 같습니다. 수술 후 변화된 모습을 이어서 보겠습니다.

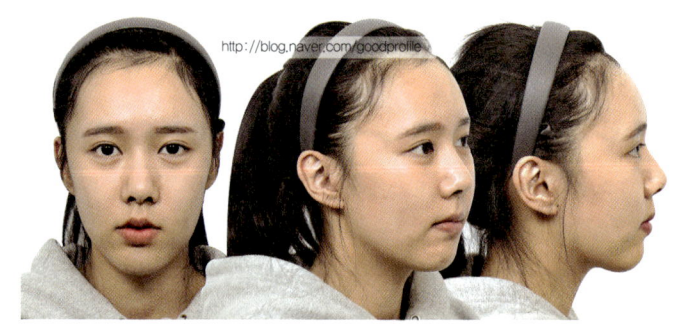

이설아 환자 수술 후 정면/45도/측면

　수술 후에는 돌출되어 있던 입부분이 들어가면서 뾰로통했던 표정
이 온데간데없습니다. 무표정이지만 입꼬리 양끝이 올라가고 입매가
살아나면서 표정이 밝아 보입니다. 측면 사진을 보면 돌출입의 변화가
더 확실히 눈에 띄고, 이마선부터 턱끝까지 미인형 프로필이 완성된

것을 확인할 수 있습니다.

돌출입수술은 약 1시간에서 1시간 반 정도로 얼굴뼈수술 중에서는 비교적 수술시간이 짧은 편에 속하지만 효과는 매우 드라마틱합니다.

돌출입수술의 확실한 효과를 위해서는 먼저 발치가 필요합니다. 아래 좌측 사진에서 표시된 치아 4개를 발치하고, 이 치아들이 빠진 공간만큼 위아래 전방 부위의 턱뼈를 넣어주는 것입니다. 그래서 돌출입수술을 ASO(Anterior Segmental Osteotomy, 전방분절절골술)라고 하죠. 다음 파노라마 사진은 위아래 앞턱뼈가 뒤로 이동하여 발치했던 공간이 사라진 모습입니다.

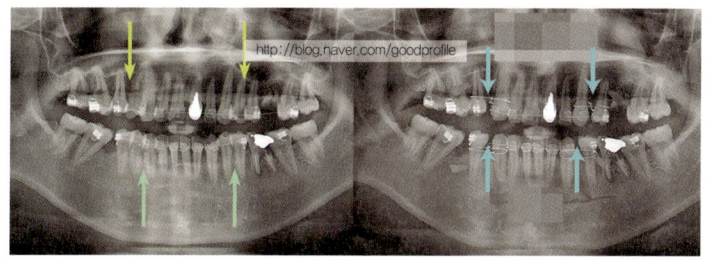

이설아 환자 정면 파노라마뷰 수술 전(좌)/수술 후(우)

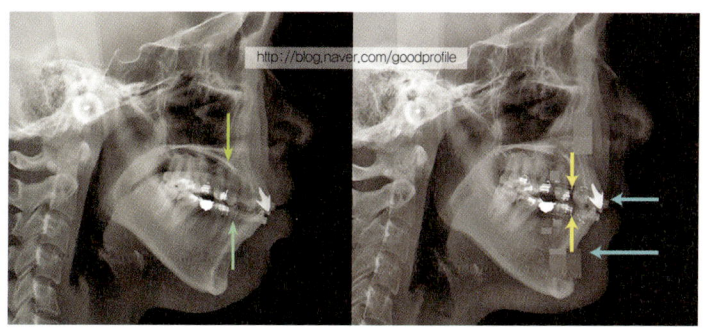

이설아 환자 측면 엑스레이 수술 전(좌)/수술 후(우)

수술 전과 후 엑스레이 사진의 변화를 확인해 보겠습니다. 돌출입은 옆에서 보았을 때 더 확실하게 변화가 눈에 띕니다. 수술 전 측면 엑스레이 사진(좌측)을 보면 치아가 앞으로 뻐드러져 있어 입이 튀어나와 보이고 상대적으로 아래턱은 들어가 무턱처럼 보입니다. 무턱 교정을 위해 실리콘 보형물을 넣은 것도 볼 수 있습니다.

수술 후 사진에서는 발치한 공간(노란색 화살표)이 위아래 앞턱뼈의 후방이동으로 좁혀져 틈이 없어졌으며, 치아와 입술이 코보다 훨씬 뒤쪽에 위치하고 있음을 확인할 수 있습니다.

이설아 환자는 입이 나와있어 아래턱이 무턱으로 보이는 증상 때문에 타 병원에서 턱끝에 실리콘 보형물을 삽입한 상태였습니다. 이번에 돌출입수술을 하며 보형물을 제거하였음에도 불구하고, 무턱 증상이 사라졌고 턱끝은 살아났습니다. 즉, 턱끝전진수술을 하지 않고도 입이 들어가면서 상대적으로 무턱처럼 보이던 턱끝이 제 모양을 되찾은 것이지요.

환자의 상태를 정확하게 진단해 가장 효과적이고 적합한 수술을 하는 것이 얼마나 중요한지 다시 한번 느낄 수 있는 후기였습니다.

2부
· · ·
안면윤곽수술

01

작고 갸름한 얼굴,
복합적인
안면윤곽수술이 정답

PROFILE

이름 : 김지연	나이 : 24세(女)	증상 : 사각턱, 광대돌출, 무턱
수술종류 : 사각턱수술, 광대축소술, 턱끝축소술, 턱끝전진술		수술시간 : 1시간 45분

우리나라 여성들은 유달리 얼굴 크기에 민감합니다. 사진을 찍을 때도 친구보다 얼굴이 작게 나오기 위해서 뒷걸음질 치죠.

그래서 서양에서는 잘 하지 않는 사각턱축소술, 광대축소술 등 안면윤곽수술이 인기입니다. 한때 양악수술이 얼굴이 작아지는 수술로 인기를 끌었지만, 미용적으로 얼굴형을 다듬고 얼굴면적을 줄여주는 수술은 안면윤곽수술입니다. 콤플렉스 부위에 따라 사각턱과 광대뼈 수술 중 한 가지만 하는 경우도 있지만 확실한 효과를 위해 동시에 여러 가지 수술을 진행하는 경우도 많습니다.

김지연 씨는 일명 안면윤곽 3종 세트로 불리는 사각턱수술, 광대축

소술, 턱끝수술 이렇게 3가지 윤곽수술을 동시에 받았습니다. 무턱 중
상도 있어 턱끝축소와 더불어 턱끝전진술을 시행한 것이지요. 소요시
간은 사각턱 40분, 광대 45분, 턱끝 20분으로 총 1시간 45분이 소요되
었습니다.

　수술 전과 후의 모습을 비교해 보겠습니다.

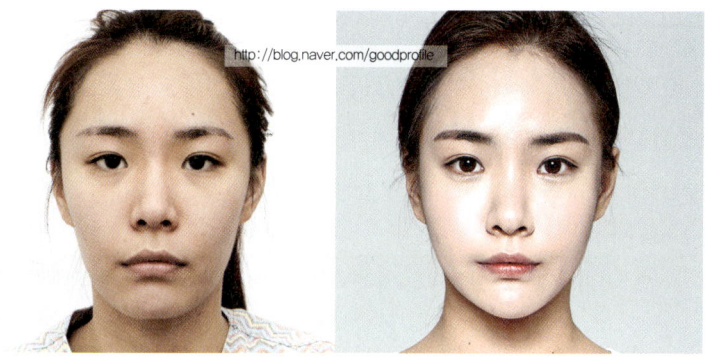

김지연 환자 정면 수술 전(좌)/수술 후(우)

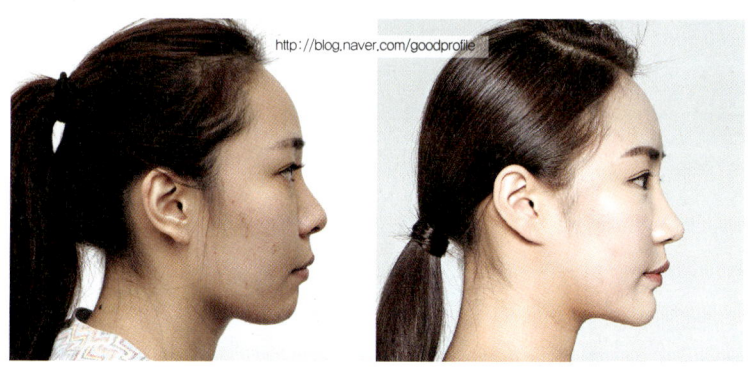

김지연 환자 측면 수술 전(좌)/수술 후(우)

　수술 전 사진을 보면 옆광대와 45도 광대가 발달해 있으며, 하관이

매우 넓어 얼굴형이 전반적으로 크고 너부데데해 보입니다. 수술 후 측면 사진에서는 귀밑 사각턱과 무턱이 사라졌고, 긴곡선 절골술 사각턱수술로 진행하였기 때문에 정면에서 보아도 턱이 매우 갸름해지고 작아진 것을 확인할 수 있습니다.

다음은 엑스레이 사진입니다. 측면에서 보면 수술 전 귀밑 사각턱의 각이 직각에 가까울 정도로 발달되어 있습니다.

하지만 수술 후 직각에 가까웠던 사각턱이 긴곡선 절골술로 귀밑부터 턱끝까지 굴곡 없이 부드럽게 턱선이 이어졌습니다. 또한 턱끝을 앞으로 전진시키는 턱끝전진술의 흔적도 보입니다.

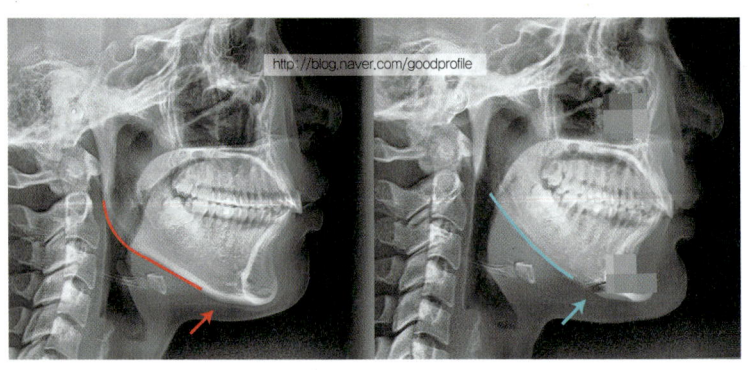

김지연 환자 측면 엑스레이 수술 전(좌)/수술 후(우)

다음은 파노라마 사진입니다. 귀밑 각이 사라지고, 긴곡선으로 예쁘게 깍였습니다.

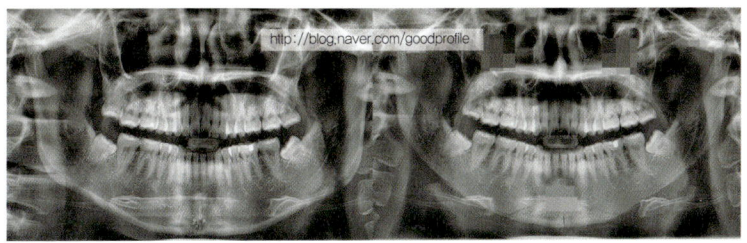

김지연 환자 파노라마뷰 수술 전(좌)/ 수술 후(우)

정면 엑스레이 사진을 보면 수술 전 사진의 귀밑 사각턱이 매우 각져있고 하관도 넓어 보입니다. 교정 후에는 긴곡선 절골술로 갸름한 U자형 턱으로 변신하였습니다.

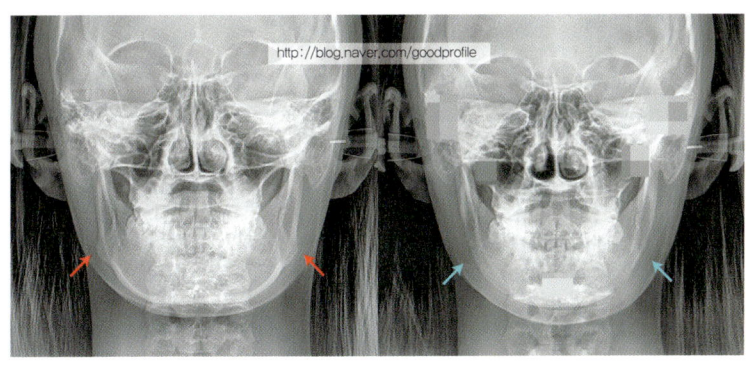

김지연 환자 정면 엑스레이 수술 전(좌)/수술 후(우)

간혹 여러 가지 수술을 동시에 진행하면 위험하지 않을까 염려하는 분이 있습니다. 수술 종류나 부위에 따라 같이 할 수 있는 경우도 있고 불가능한 경우도 있습니다. 예를 들어 양악수술과 코 성형은 동시에 하지 않습니다. 양악수술 후 프로필이 변하면서 코 모양이 변할 수도 있고, 수술 시 마취튜브를 코로 삽관하기 때문이죠.

그러나 턱수술과 광대축소술은 동시에 가능합니다. 오히려 전신마취 횟수가 줄어들고, 입안 절개도 부위는 다르지만 한 번으로 해결되니 신체에 손상을 덜 주기 때문입니다. 시간과 비용도 절감되고, 수술 효과도 한 부분만 하는 것보다 매우 드라마틱하게 나타나 만족도도 높습니다.

단, 수술 경험이 부족한 의사가 수술을 맡는다면 수술시간이 길어지고, 출혈이나 감염의 위험도 많아져 수술 후 부기가 많고 회복이 오래 걸릴 수도 있습니다.

02

어느 각도에서나
완벽하게

PROFILE

이름 : 윤미라	나이 : 22세(女)	증상 : 사각턱, 광대돌출
수술종류 : 사각턱수술, 광대축소술, 턱끝축소술		수술시간 : 1시간 30분

　윤미라 환자는 오밀조밀 귀여운 인상이지만 유독 도드라져 보이는 광대와 사각턱이 콤플렉스였다고 합니다. 좀 더 매끈한 얼굴라인으로 하여금 부드러운 인상을 주기 위해 사각턱수술과 광대축소술, 턱끝수술까지 받았습니다. 수술시간은 사각턱축소 35분, 광대축소술 30분, 턱끝수술 25분으로 총 1시간 30분이 소요되었습니다.

　윤미라 환자의 얼굴을 보면 얼굴형 자체는 나쁘지 않으나 사각턱부분이 많이 도드라져 있고 광대부분이 매끈하지 못한 걸 보실 수 있습니다.

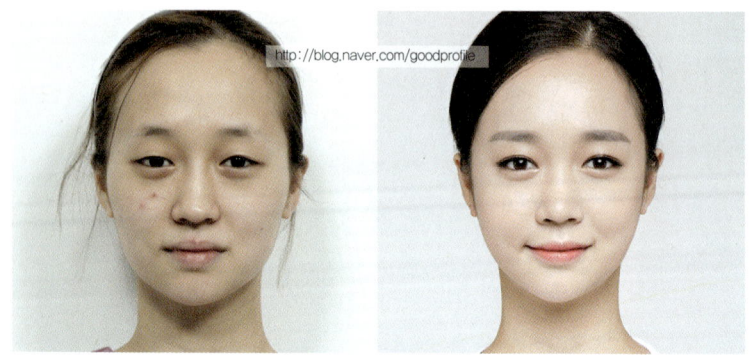

윤미라 환자 정면 수술 전(좌)/수술 후(우)

　수술 후 사진을 보시면 도드라졌던 사각턱과 광대가 사라지고 전체적으로 갸름하고 매끈한 안면윤곽 라인이되었습니다. 인상 자체가 달라져 보이죠.

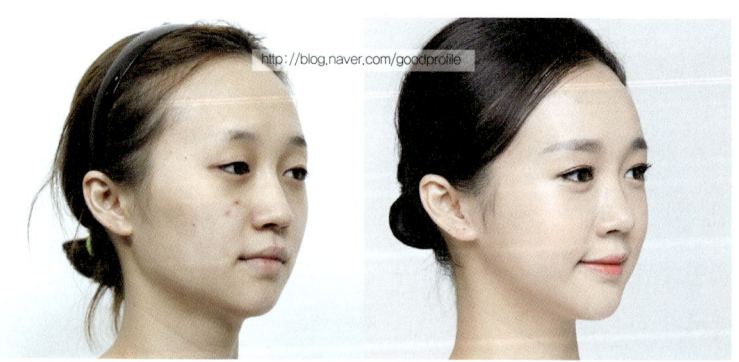

윤미라 환자 45도 수술 전(좌)/수술 후(우)

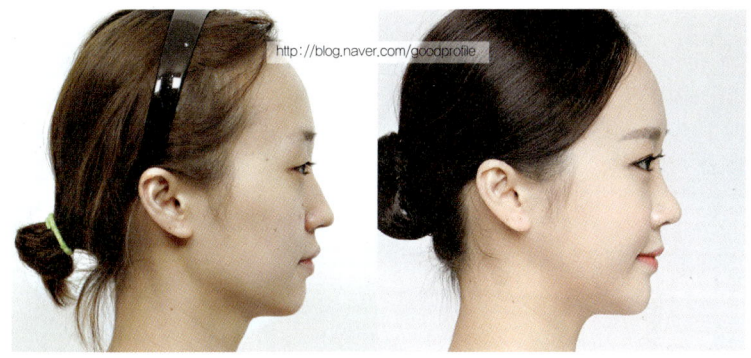

윤미라 환자 측면 수술 전(좌)/수술 후(우)

45도 각도, 측면에서 보아도 광대부위가 부드럽게 연결되고 도드라진 귀밑 각이 없어졌습니다. 측면 사진에서는 귀밑 각을 제외하고는 별다른 차이가 보이지 않습니다. 양악수술이 아니기 때문에 측면에서 프로필상의 변화가 보이지 않는 것입니다.

이제 속을 들여다보겠습니다. 수술 전 귀밑 각이 튀어나와 있고 전체적으로 아래턱이 넓고 뭉툭한 느낌입니다. 수술 후에는 튀어나와 있던 각이 사라지고 T절골 턱끝수술로 아래턱이 매끈하게 모아지는 모습입니다.

측면에서도 귀밑 사각턱이 없어지고 부드러운 곡선으로 바뀌었습니다. 얼굴 정면이 갸름해지는 효과는 전혀 원하지 않으며, 귀 아래 각진 부위만 제거하길 원한다면 귀뒤사각턱수술로 충분합니다. 하지만 우리 얼굴은 입체입니다. 수술 후 앞모습 혹은 옆모습만 갸름해 보이기를 원하는 환자가 있을까요?

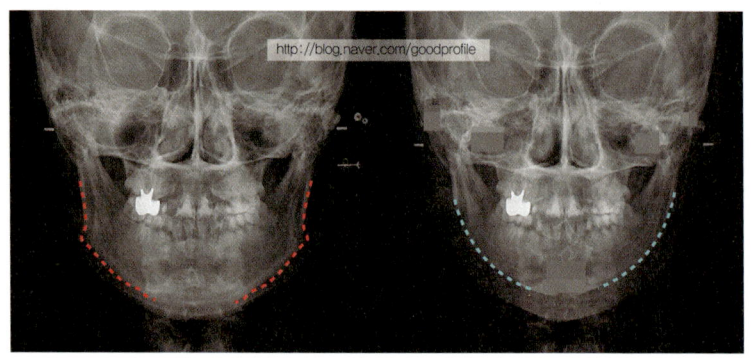

윤미라 환자 정면 엑스레이 수술 전(좌)/수술 후(우)

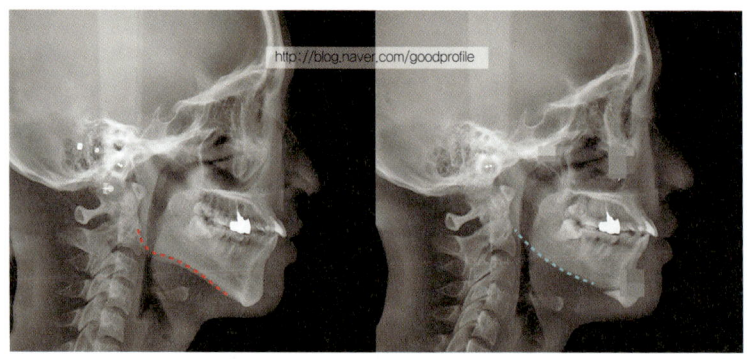

윤미라 환자 측면 엑스레이 수술 전(좌)/수술 후(우)

　긴곡선 절골 사각턱수술을 할 때 반드시 T절골 턱끝수술과 연결이 되어야 턱의 계단 현상이 생기지 않습니다. 다음 파노라마 사진에서는 계단 현상 없이 부드럽게 연결된 턱선을 볼 수 있습니다.

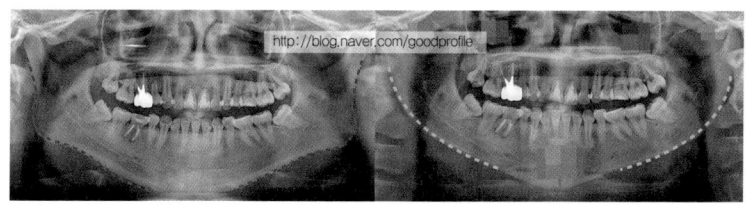

윤미라 환자 파노라마뷰 수술 전(좌)/수술 후(우)

이렇게 안면윤곽수술 시에 각각의 과정에서 꼭 지켜야 할 포인트들이 있습니다. 이러한 포인트들이 지켜지지 않을 경우 결국엔 재수술을 받게 됩니다.

양악수술뿐 아니라 안면윤곽수술은 성형외과 분야 중에서도 가장 어렵고 힘든 분야입니다. 하물며 재수술은 더 말할 필요가 없겠지요. 요즘 너도나도 할 것 없이 재수술 전문병원이라고 인터넷에 광고하는 곳이 많습니다. 물론 만족스럽게 잘하는 병원도 많지만 일단 하고 보자는 식의 병원도 있는 것 같습니다. 저에게 세 번째, 네 번째 수술을 위해 오시는 환자분들이 요즘 부쩍 늘었으니까요.

첫 수술도 마찬가지겠지만 재수술은 심각하게 고민하고 따져보고 결정하시길 바랍니다.

03

세련된 인상을 위한
안면윤곽수술

PROFILE

이름 : 김현정	나이 : 34세(女)	증상 : 사각턱, 광대돌출
수술종류 : 사각턱수술, 광대축소술, 턱끝축소술		수술시간 : 1시간 40분

    김현정 환자는 이목구비는 크고 시원시원하지만 광대와 사각턱이 도드라져 내원했습니다. 도드라진 광대와 사각턱 때문에 인상이 강해 보이고, 턱끝을 포함한 아래턱이 전반적으로 넓고 강해서 약간 남성적인 인상을 주는 얼굴이었습니다. 그래서 사각턱수술, 광대축소술, T절골 턱끝수술을 받으셨습니다.

    다음은 김현정 환자의 수술 전후 사진입니다.

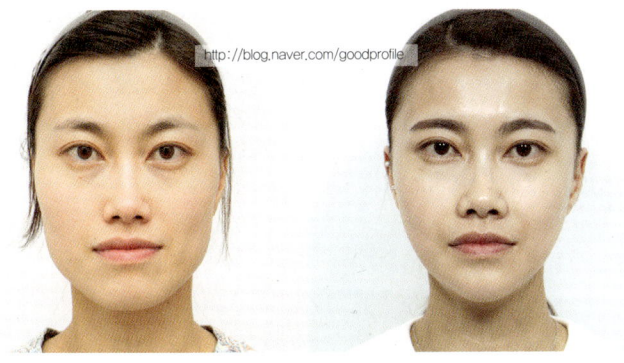

김현정 환자 정면 수술 전(좌)/수술 후(우)

　수술 전 사진을 보면 광대가 도드라져 있고 턱끝이 뭉툭하며, 사각
턱이 많이 발달되어 있습니다. 수술 후에는 광대축소술로 인하여 도
드라졌던 광대가 들어가 라인이 부드러워졌고, T절골 턱끝수술과 사
각턱수술로 인하여 아래턱이 매끈하게 모아진 모습입니다.

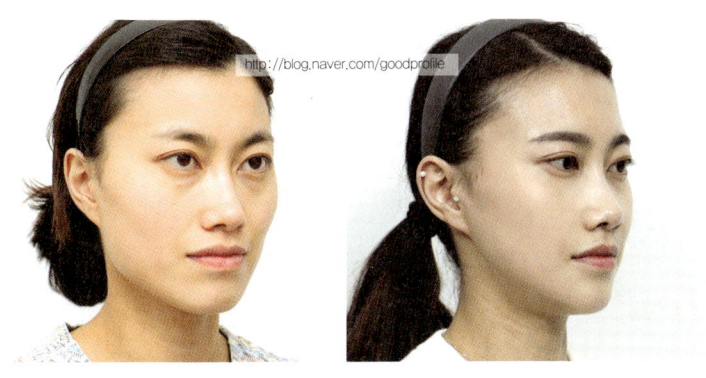

김현정 환자 45도 수술 전(좌)/수술 후(우)

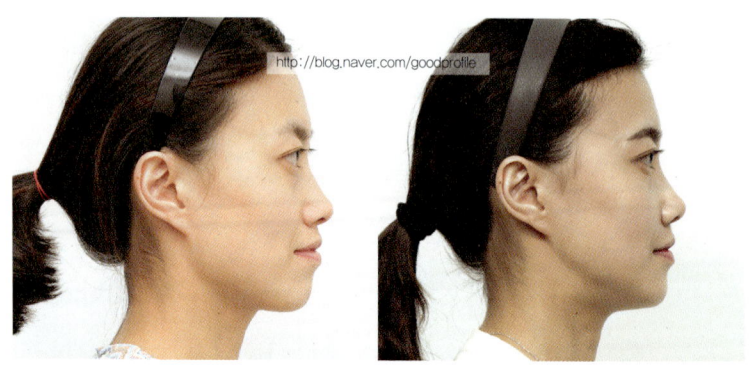

김현정 환자 측면 수술 전(좌)/수술 후(우)

45도 각도와 측면에서 보아도 사각턱과 광대가 사라져 전체적으로 프로필이 사는 느낌입니다. 차이가 확연하게 느껴지죠?

엑스레이 사진을 보겠습니다.

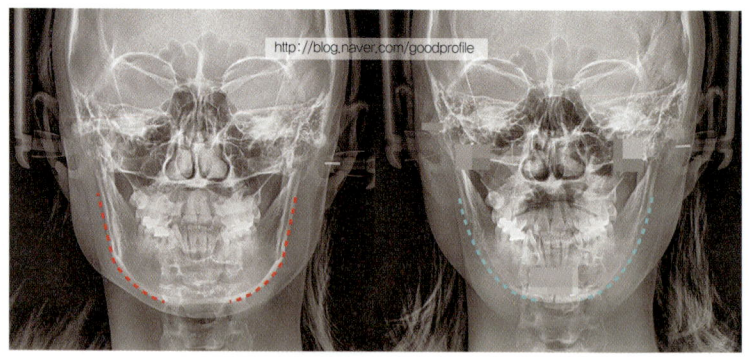

김현정 환자 정면 엑스레이 수술 전(좌)/수술 후(우)

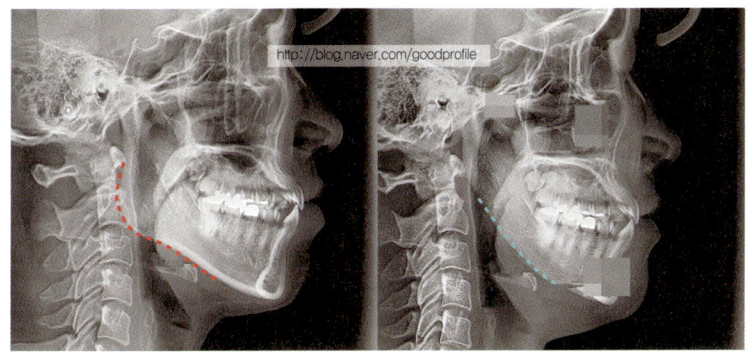

김현정 환자 측면 엑스레이 수술 전(좌)/수술 후(우)

교정 전 엑스레이 사진을 보시면 귀밑 각이 직각으로 내려오는 걸 확인할 수 있습니다. 교정 후에는 뼈가 그야말로 긴곡선으로 매끈하게 내려옵니다.

교정 전 파노라마 사진에서는 턱이 사각입니다. 그러나 교정 후에는 긴곡선 절골술을 이용한 사각턱수술로 매끈하게 가위로 오린듯 곡선이 되었습니다.

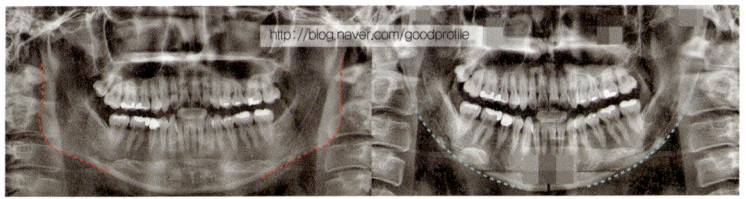

김현정 환자 파노라마뷰 수술 전(좌)/수술 후(우)

안면윤곽은 매끈하게 아래로 내려올수록 갸름하게 모남이 없어야 인상이 부드러워 보이고 세련되어 보입니다.

이럴 때 필요한 것이 바로 사각턱수술, 광대축소술, T절골 턱끝수술 같은 안면윤곽수술이지요. 정확히 제대로 진단하고 이에 꼭 필요한 분들께서 수술을 받으신다면 확실히 달라진 결과를 얻으실 수 있을 것입니다.

04

안면윤곽수술 다음 날,
부기와 멍은
어느 정도일까?

PROFILE

이름 : 강민아	나이 : 29세(女)	증상 : 광대뼈 돌출, 사각턱
수술종류 : 사각턱수술, 광대뼈축소술, T절골 턱끝수술		수술시간 : 1시간 30분

인터넷에 올라와 있는 성형수술 후기들을 보면 대부분 수술 후 부기가 빠지고 예쁘게 메이크업을 한 사진이 주를 이루죠. 당연히 예뻐진 사진을 올려야 그 병원을 찾고 싶은 마음이 들겠죠.

그러나 안면윤곽수술을 계획하고 계신 분들이 가장 걱정하고 궁금해 하는 것은 멍이나 부기가 얼마나 심할지, 며칠이 지나야 외출이나 출근을 할 수 있을지 등 수술 직후 상태가 아닐까 합니다.

보통 안면윤곽수술 후에 얼굴이 굉장히 붓고, 멍이 들어 붕대를 미라처럼 감고 있지 않을까 걱정하는 분들이 많습니다. 환자마다 다르지만 일반적으로 보기 부담스럽지 않을 정도의 부기이며, 멍은 들지 않

습니다. 붕대로 얼굴을 감을 필요도 없으며 간단한 땡김이 정도만 이
틀간 더 해주시면 됩니다.

강민아 환자의 수술 과정과 결과를 보겠습니다.

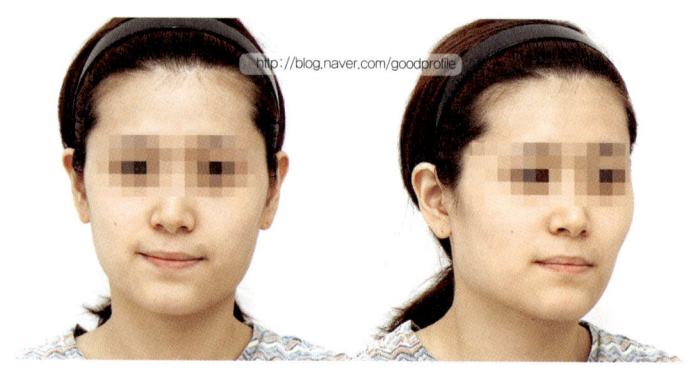

강민아 환자 수술 전 정면/45도

우선 수술 전 사진을 보면 광대가 튀어나오고 사각턱이 도드라지며
턱끝이 뭉툭합니다. 관자놀이를 지나는 안면윤곽라인이 울퉁불퉁하
여 인상이 강해 보입니다. 따라서 예쁜 눈, 코, 입을 돋보이게 할 수 있
는 얼굴형을 찾아내는 것이 중요했죠.

윤곽라인을 매끈하게 하기 위해 사각턱수술과 광대축소술 및 T절
골 턱끝교정을 진행하였습니다. 뿐만 아니라 얼굴의 비대칭도 있어 이
를 같이 교정하였습니다.

다음은 수술 다음 날 아침 사진입니다. 부기가 가장 많은 수술 다
음 날임에도 불구하고 얼굴라인은 전과 다르게 부드럽게 변한 모습을
볼 수 있습니다. 아직 부기가 남아있어서 자세히는 보이지 않지만 광

대가 들어가면서 울퉁불퉁했던 얼굴라인이 매끈해졌고, 45도 각도에서는 귀밑 각진 사각턱이 사라진 것을 볼 수 있습니다.

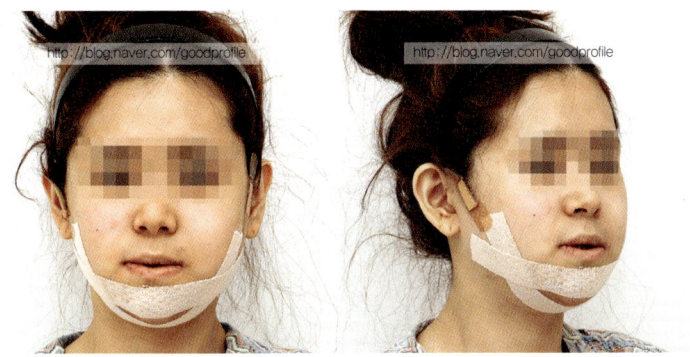

강민아 환자 수술 후 다음 날 정면/45도.

일반적으로 수술 다음 날은 환자가 가장 힘들어 하는 시기입니다. 수술 후 마취가 풀리고 전날 거의 앉아서 잠을 자야 하고 음식물 섭취도 용이하지 않아 기분과 컨디션이 좋지 않을 때입니다. 게다가 부기가 가장 심할 때이기 때문에 거울을 보아도 수술 전 꿈꾸었던 자신의 모습이 아닐 것입니다.

그러나 3일 후 땡김이를 풀고 큰 부기가 빠지면서부터 거울 보는 시간이 늘어납니다. 회복기간 동안 병원에서 알려주는 주의사항을 잘 지킨다면 일상으로의 복귀도 빨라질 것입니다.

턱끝전진술로
무턱과 수면장애 개선까지

이름 : 기현우	나이 : 29세(男)	증상 : 무턱, 코골이
수술종류 : 턱끝전진술		수술시간 : 20분

무턱이 심한 경우 코골이가 있는 경우가 많습니다. 턱이 뒤로 후퇴한 만큼 기도가 좁아져서 생기는 현상입니다. 이런 경우 무턱교정을 위해 보형물을 이용한 '턱끝증대술'을 받는다고 코골이가 해결되지 않습니다. 턱끝뼈를 절골하여 앞으로 빼내는 '턱끝전진술'을 받아야 무턱교정과 더불어 코골이가 치료될 수 있죠.

기현우 환자는 무턱 때문에 심한 코골이를 앓고 있었습니다. 그래서 무턱을 교정하기 위해 보형물을 이용한 턱끝증대술을 받을지, 절골술을 이용한 턱끝수술의 일종인 턱끝전진술을 받을지 고민하던 중 저를 찾아오셨습니다.

그러나 고민할 필요가 없는 문제입니다. 정답은 당연히 절골술을 이용한 턱끝전진술이죠. 턱끝전진술은 뼈를 절골하는 수술이지만 그렇다고 해서 보형물을 삽입하는 수술보다 수술시간이 훨씬 더 오래 걸리거나 위험하지는 않습니다. 소요시간은 15~20분이면 모든 과정이 끝나니까요.

무턱교정과 동시에 코골이 치료를 위한 턱끝수술 전후 사진입니다.

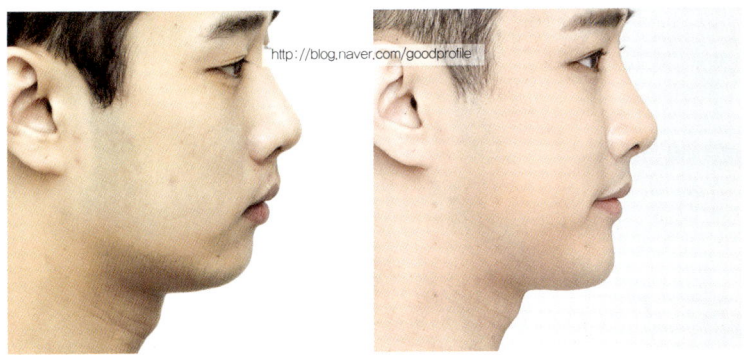

기현우 환자 수술 전(좌)/ 수술 후(우)

수술 전후 엑스레이 사진으로 기도의 변화를 비교해 보겠습니다. 기도 폭의 변화를 알아보기 쉽도록 표시하였습니다.

수술 전에는 턱이 뒤로 밀려 있어 기도가 매우 좁습니다. 그러나 절골술을 이용한 턱끝전진술 후 무턱교정과 동시에 기도 폭이 넓어져 코골이 증상 또한 개선되었습니다. 기현우 환자는 외모의 변화뿐 아니라 이전과 달리 숙면을 취해 아침에 일어나도 컨디션이 좋다며 수술 결과에 매우 만족하였습니다.

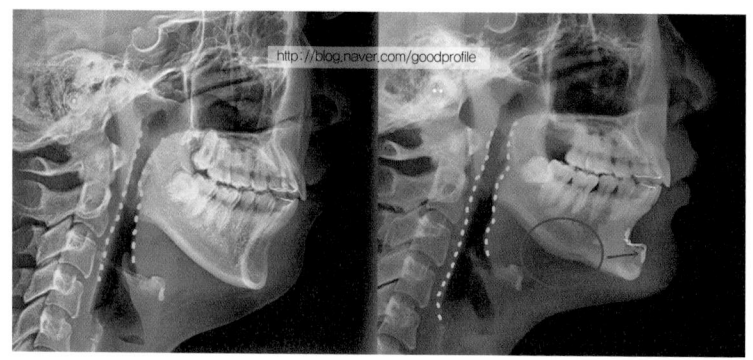

기현우 환자 측면 엑스레이 수술 전(좌)/수술 후(우)

이처럼 무턱을 동반한 코골이가 있는 경우, 무턱을 절골하고 앞으로
빼는 턱끝전진술이 효과가 있습니다.

다음은 코골이가 심한 환자분이 무턱에 보형물을 이용한 무턱교정
만 받으신 후, 시간이 지나 보형물을 제거하고 '무턱절골술'을 받은 김
희진 환자의 사진입니다.

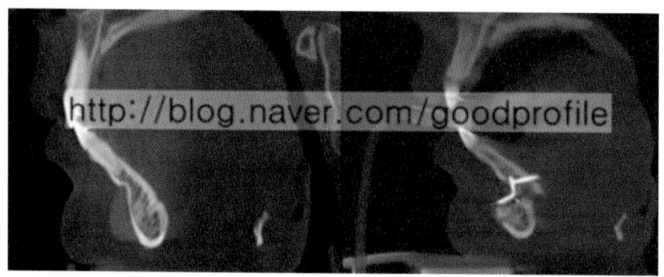

김희진 환자 측면 엑스레이 수술 전 (좌)/ 수술 후 (우)

이 분은 4년 전 무턱절골술을 받지 않고 미용 목적으로 보형물을
이용한 턱끝교정만 받으셨습니다. 그 후 코골이가 심해서 저희 병원을

방문하여 사용된 실리콘 보형물을 제거하고, 무턱절골술(턱끝전진술)을 받은 뒤 코골이가 해결되었습니다. 처음에 미용목적으로만 교정을 받았다가, 결국엔 미용에 기능적인 부분까지 고려해서 다시 수술받은 환자분의 이야기입니다.

다음은 교정 전 사진입니다.

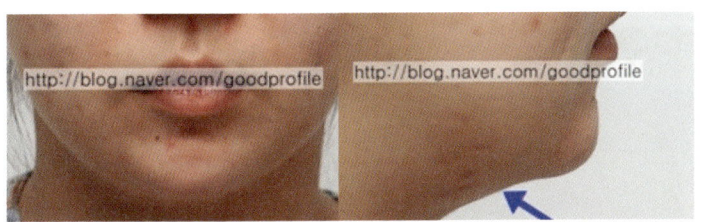

김희진 환자 수술 전 정면/측면

무턱교정을 위해 보형물을 넣어서 정면에서는 무턱이 없어 보이고 턱끝은 나와 보이지만, 목선의 각이 없습니다. 즉, 턱과 목의 각이 없어졌지요.

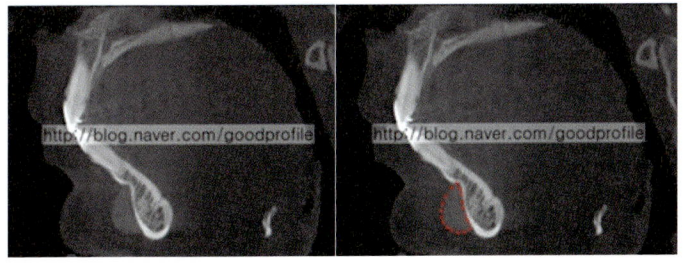

김희진 환자 측면 엑스레이 수술 전 (좌)/ 수술 후 (우)

엑스레이 사진을 보면 4년 전에 삽입한 보형물이 보입니다. 우측 엑스레이를 보면 빨간색으로 표시된 실리콘 보형물을 볼 수 있습니다.

실리콘을 넣어서 무턱은 교정이 되었지만 기능적인 부분 즉, 코골이 문제는 전혀 해결되지 않았습니다.

　그래서 저희 병원에서 보형물을 제거하고 턱끝을 절골하여 앞으로 빼는 무턱교정을 받으셨습니다. 물론 재수술이라서 매우 힘든 과정이었습니다.

　다음은 무턱교정 후의 사진입니다.

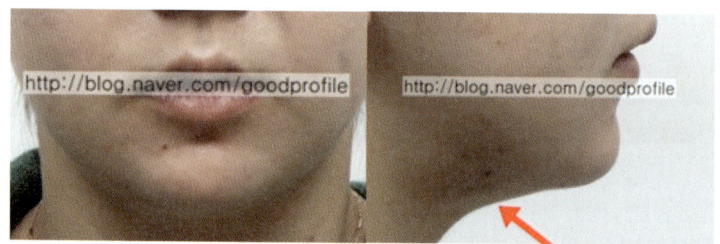

김희진 환자 수술 후 정면/측면

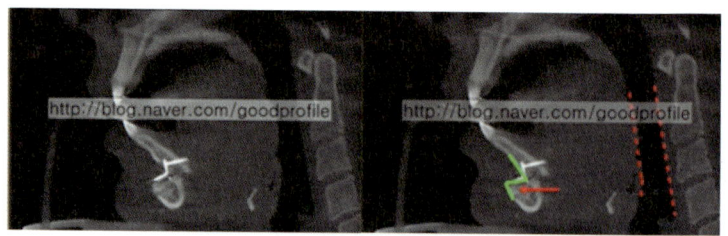

김희진 환자 측면 엑스레이 교정 전(좌)/교정 후(우)

　무턱교정 후 엑스레이를 보면 턱끝이 앞으로 나오고 기도가 전에 비해 매우 넓어진 모습을 볼 수 있습니다. 위 엑스레이를 보면 턱끝이 앞으로 절골되어 나와있습니다. 연두색은 턱라인이고 빨간색 화살표는 앞으로 전진된 모습을 가리키고 있습니다. 여기에서 포인트는 기도가 넓어진 것입니다. 빨간색 점선의 넓이를 보면 전에 비해 넓어진 모습입니다.

무턱이 있는 경우 코골이를 동반하고 있다면 보형물은 아무런 효과가 없습니다. 반드시 절골술을 이용한 턱끝전진술을 받아야 합니다. 다만, 코골이 치료를 병행한 턱끝수술은 일반 미용성형수술인 턱끝수술과는 방법이 매우 다릅니다. 반드시 경험이 많은 전문의에게 충분한 설명을 듣고 수술을 결정하시기 바랍니다.

06

긴곡선 절골술로
정면과 측면
모두 갸름하게

PROFILE

이름 : 오윤아	나이 : 25세(女)	증상 : 사각턱
수술종류 : 사각턱수술, T절골 수술		수술시간 : 55분

제게 찾아온 환자분들에게 늘 드리는 말씀이 있습니다. 안면윤곽수술이든 양악수술이든 2주차가 되면 반드시 엑스레이를 찍어서 확인을 받으라고 합니다. 왜일까요?

오윤아 환자는 얼굴이 매우 작은 편인데, 유독 사각턱에 콤플렉스가 심한 경우였습니다. 그래서 긴곡선 절골술을 이용한 사각턱수술과 T절골 턱끝 수술을 시행하였습니다. 우선 오윤아 환자의 사각턱수술 전과 후를 비교해 보겠습니다.

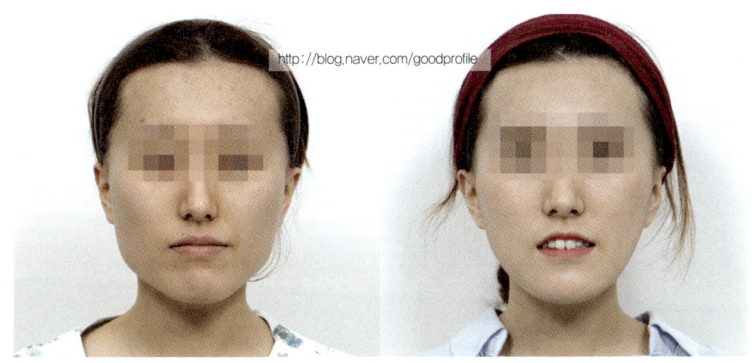

오윤아 환자 정면 수술 전(좌)/ 수술 후(우)

수술 전 사진을 보면 사각턱의 윤곽이 도드라져 보입니다. 교정 후 갸름해진 턱선을 확인할 수 있습니다.

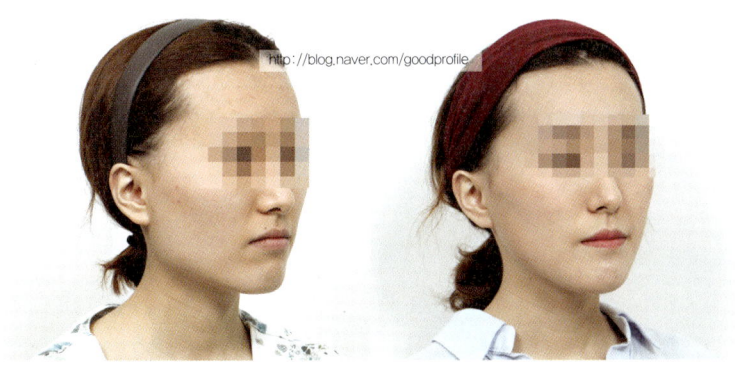

오윤아 환자 45도 수술 전(좌)/ 수술 후(우)

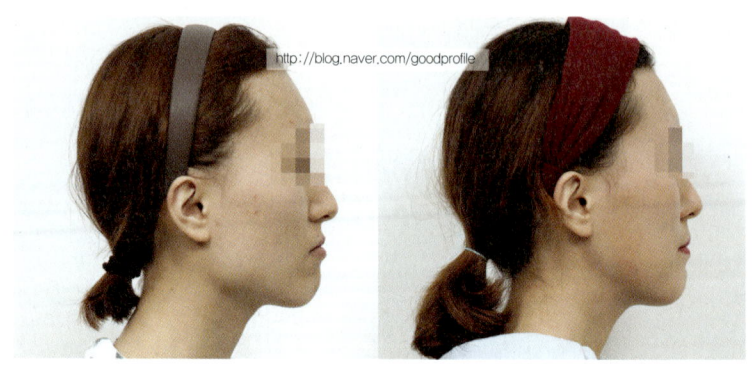

오윤아 환자 측면 수술 전(좌)/ 수술 후(우)

수술 후에는 귀밑 각이 사라지고 부드러운 긴곡선으로 잘 절제되었습니다. 수술 전 사진을 보면 귀밑 부위가 불룩하고 두꺼운 귀밑 각으로 하관이 매우 넓어 보입니다. 그러나 수술 후에 귀밑 각이 사라지면서 정면에서 보아도 갸름하고 작은 하관으로 바뀌었습니다.

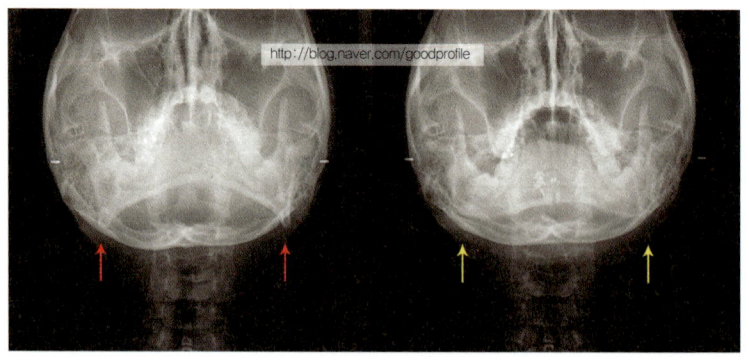

오윤아 환자 워터스뷰 수술 전(좌)/수술 후(우)

워터스뷰를 보면 사각턱수술 전 밑으로 처져 있는 사각턱 끝이 없어져 있습니다. 사각턱수술 후 속을 보면 울퉁불퉁하게 잘려있거나,

귀밑 각만 톡 잘려있거나, 2차 각이 생긴 경우가 있습니다. 부드럽게 연결해 자르는 긴곡선 절골을 하지 않아 생긴 일종의 부작용입니다.

엑스레이 정면 사진을 보면 직각인 턱이 사라지고 곡선으로 매끈하게 잘려 있습니다.

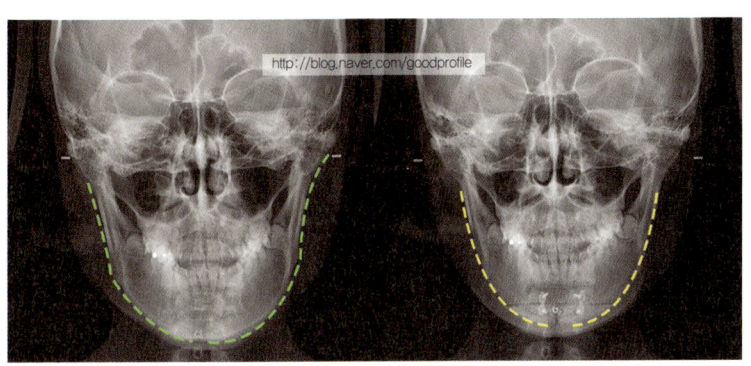

오윤아 환자 정면 엑스레이 수술 전(좌)/수술 후(우)

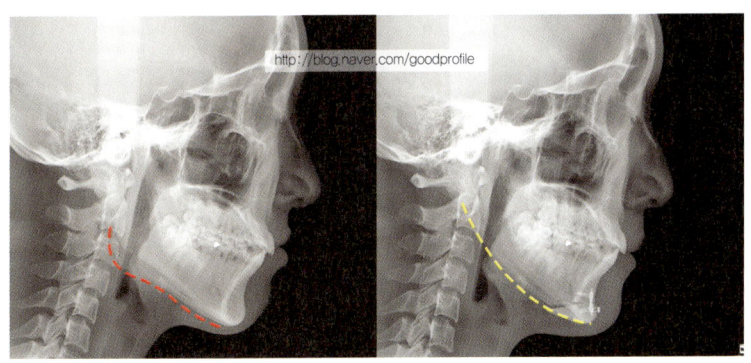

오윤아 환자 측면 엑스레이 수술 전(좌)/수술 후(우)

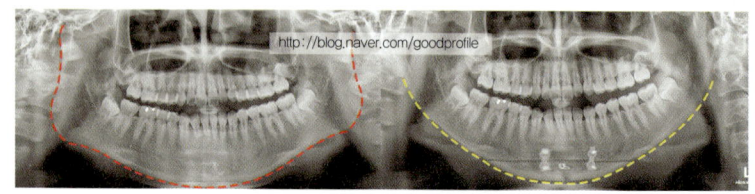

오윤아 환자 파노라마뷰 수술 전(좌)/수술 후(우)

파노라마 사진에서도 그야말로 긴곡선 절골이 확실히 보입니다.

뼈 모양이 잘못 잘려지면 수술 직후나 초반에는 부기 때문에 겉으로 잘 드러나지 않지만, 부기가 빠지면 앞턱이 뭉툭하고 네모처럼 보이거나, 정면 효과가 전혀 없거나, 계단처럼 또 다른 각이 생기는 등 겉으로 드러나게 됩니다. 따라서 안면윤곽이든 양악수술이든 얼굴뼈수술 후 2주차 때는 꼭 엑스레이로 수술 결과를 확인해 속을 보시기 바랍니다.

07

교근절제술을
포함한
사각턱수술

PROFILE

이름 : 고혜정	나이 : 29세(女)	증상 : 사각턱, 발달된 저작근
수술종류 : 사각턱수술, 교근절제술		수술시간 : 50분

　우리가 흔히 말하는 도드라진 사각턱을 이루는 요소는 '턱뼈'와 '교근이라 불리는 근육'입니다. 따라서 사각턱수술 시에는 뼈가 원인인지 근육(교근)이 원인인지를 따져서 수술을 해야겠죠.

　고혜정 환자의 사각턱 원인을 살펴보니 사각턱뼈도 도드라져 있지만 교근이라고 불리우는 저작근이 많이 발달되어 있었습니다. 그래서 긴곡선 절골술과 더불어 교근절제술을 같이 하기로 결정했습니다.

　가끔 환자분들께서 피질 절골술도 하냐고 물어보시는데, 저는 피질 절골술은 모든 환자분들께 다 해드립니다. 얼굴이 갸름해질 수 있는 것은 다 해드려야죠.

소요된 시간은 긴곡선 절골술 35분, 교근절제술 15분으로 총 50분이 소요되었습니다. 수술 전 사진을 보면 사각턱이 강하게 도드라져 있고 얼굴이 상당히 너부데데합니다. 하지만 긴곡선 절골과 교근절제술 후에는 갸름하고 매끈하게 바뀐 모습을 보실 수 있습니다.

고혜정 환자분은 수술 시 근육절제량이 상당했던 걸로 기억됩니다.

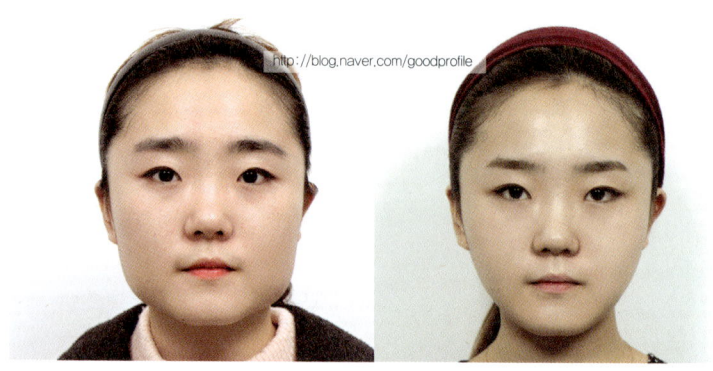

고혜정 환자 수술 전(좌) / 수술 후(우)

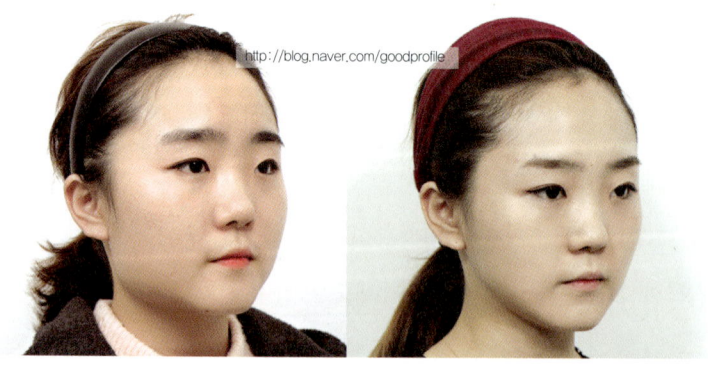

고혜정 환자 45도 수술 전(좌) / 수술 후(우)

측면을 보시면 더 드라마틱한 전후를 확인하실 수 있습니다. 귀밑 각이 완전히 사라지면서 매끈한 얼굴형이 되었습니다.

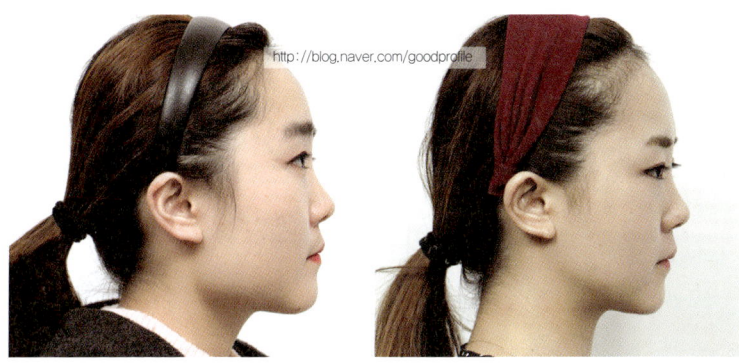

고혜정 환자 측면 수술 전(좌)/ 수술 후(우)

이렇듯 고혜정 환자의 수술 결과가 드라마틱한 것은 단순히 긴곡선으로 사각턱뼈를 절골해서만이 아니라, 교근이라는 저작근을 절제하는 교근절제술/교근축소술을 동시에 시행했기 때문입니다.

다음은 수술 전후 엑스레이 사진입니다.

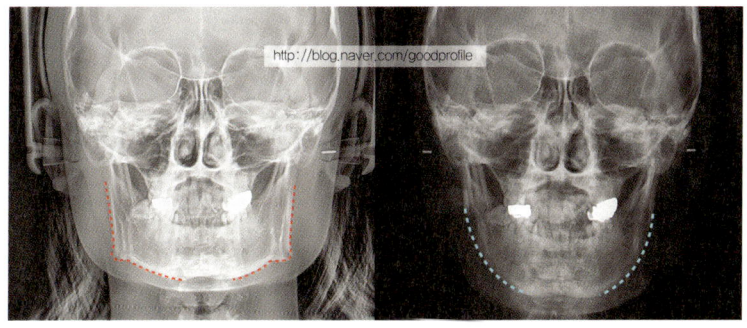

고혜정 환자 정면 엑스레이 수술 전(좌)/수술 후(우)

사각턱수술의 원인이 뼈가 원인인 경우는 반드시 절골을 해줘야 합니다. 반면 근육이 도드라진 경우에는 보톡스를 맞기도 하고 근육을 절제하기도 합니다.

하지만 근육이 발달한 경우는 대부분 뼈도 함께 도드라지기 때문에 뼈 절골과 더불어 근육 절제를 권해드립니다. 보톡스는 근육에만 작용하고, 시간이 지나면 효과가 떨어져 완벽한 효과를 볼 수 없기 때문입니다.

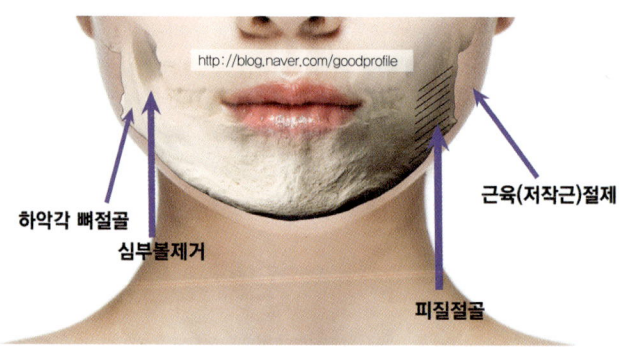

그렇다면 사각턱수술 시 근육 제거는 어떻게 할까요? 근육절제(교근절제) 방법은 여러 가지가 있습니다. 그 방법들 중에 저는 가장 확실히 근육을 절제하는 방법을 사용하고 있습니다.

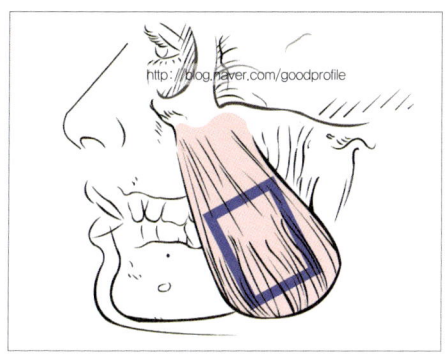

　사각턱수술과 함께 제거하는 근육(교근)을 표시했습니다. 파란색 선으로 표시된 부분이 제거하고자 하는 근육(교근)의 범위입니다. 교근은 사각턱 끝에서 출발하여 광대의 밑면에 붙어 있습니다.

　교근의 씹는 힘은 무척 셉니다. 그래서 광대수술 시 고정하지 않으면 음식을 씹을 때 이 근육의 힘으로 아래로 처져 볼처짐이 생기거나 제자리로 돌아와서 재발되는 것입니다.

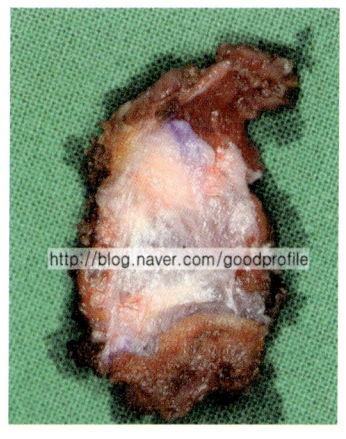

제거된 근육(교근)

앞 사진은 사각턱수술을 진행하면서 교근절제술/교근축소술 시 제거한 근육(교근)입니다. 수술이 끝나고 찍었더니 근육이 수축되어 면적이 작아 보이지만 교근을 전반적으로 절제했기 때문에 꽤 큰 근육이었습니다. 표면에 하얗게 뺀질뺀질한 게 골막이고 그 밑으로 두툼하게 붙어있는 부분이 근육(교근)입니다.

이렇듯 사각턱수술 시 근육(교근)을 절제해서 제거해내는 방법은 더 드라마틱한 효과를 위한 방법 중 하나지만, 안전하게 교근을 제거하기 위해서는 수술자의 노하우가 필요합니다. 매우 세심하고 요령 있게 접근해야 가장 큰 부작용인 출혈을 최소화하고 주변에 있는 혈관 신경 등을 보존할 수 있기 때문이지요.

일반적인 뼈나 다른 조직을 다루듯이 제거했다가는 문제가 커질 수 있습니다. 근육은 우리 몸의 부분 중에서 힘을 쓰는 부분이기 때문에 힘을 내는 에너지인 혈액공급이 매우 많습니다. 그래서 특히 교근절제술/교근축소술 시 출혈에 신경을 써야 하죠.

일부 환자분들께서는 저작근인 교근을 제거하면 음식을 씹지 못하는 것이 아니냐고 걱정하십니다. 하지만 교근 전체를 제거하는 것이 아니라, 교근 전체 넓이를 균일하게 일정 두께만큼 절제해내기 때문에 전혀 문제가 되지 않습니다.

물론 전체적으로 균일하게 절제하기는 매우 어렵습니다. 또한 균일하게 절제가 되지 않을 경우 울퉁불퉁하거나 기능상의 문제가 발생할 수 있으므로 주의해야 합니다. 부작용 때문에 근육 제거를 꽁

장히 꺼려 하시는 원장님들도 계시고요. 피가 많이 날 가능성이 있기 때문이죠. 경험 없이 그냥 일반 근육 자르듯이 제거하다가 출혈이 멈추지 않아 고생하셨던 원장님들이 꽤 계실 겁니다.

그러나 몇 번 경험하면 출혈이 되지 않게 제거하는 요령이 생깁니다. 그리고 근육에서 생기는 출혈은 수술 중 뿐만 아니라 수술 후에도 생길 수 있기 때문에 근육 제거 후 마무리를 잘해야 합니다. 경험이 많은 원장님들께서는 자기만의 노하우가 있으실 겁니다.

그렇다면 근육 제거 시 생길 수 있는 부작용은 없을까요? 부작용은 아니지만 근육을 제거하면 부기가 좀 더 심하고 오래 갑니다. 2~3주 정도는 지나야 마스크를 벗고 다녀서도 다른 사람들이 수술받은 것을 몰라 보게 됩니다. 참고로 사각턱수술만 하면 일주일이면 큰 부기가 빠져서 마스크를 벗고 다닐 수 있을 정도입니다. 기간으로 따지면 일주일 정도 더 간다고 보시면 될 거 같습니다.

다음은 사각턱수술(긴곡선절골술)만 받은 환자와 긴곡선 사각턱수술과 교근축소술/교근절제술을 받은 환자의 수술 전과 수술 2주 후 부기의 차이를 볼 수 있는 사진입니다.

교근축소술/교근절제술 없이 사각턱수술과 T절골 턱끝수술 즉, V라인수술을 받은 환자의 수술 전과 수술 2주 후 사진입니다.

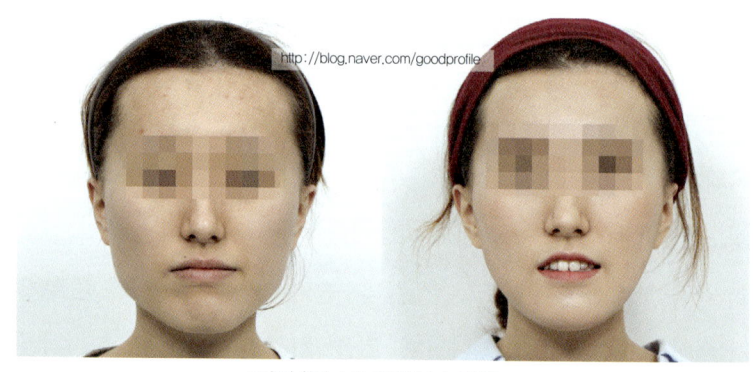

오윤아 환자 수술 전(좌) / 수술 후(우)

2주가 지나면서 얼굴에 약간의 푸석푸석함은 남아있지만 큰 부기는 거의 빠져서 얼굴라인이 보입니다. 대부분의 경우 이 환자처럼 2주가 지나면 수술 여부를 모를 정도로 부기가 빠집니다.

다음은 사각턱수술과 더불어 교근축소술/교근절제술을 같이 받은 환자의 수술전과 수술 2주 후 사진입니다. 수술 후 2주가 지났음에도 불구하고 양측 사각턱 부위에 부기가 빵빵하게 많음을 볼 수 있습니다.

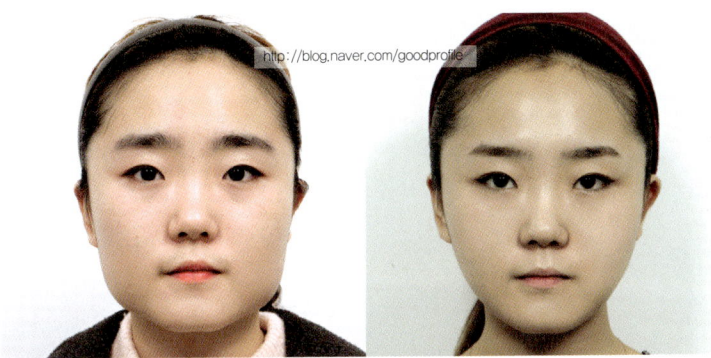

고혜정 환자 수술 전(좌)/ 수술 후(우)

대부분의 부작용은 세심하고 정확한 수술로 예방이 가능하지만, 수술 후 부기는 일반 사각턱수술보다 일주일 정도 더 간다는 사실을 아시고 교근축소술/교근절제술을 받아주셨으면 합니다.

어떻게 보면 약간은 위험할 것 같기도 하고 부기도 심한데 근육 제거를 권해드리는 이유는 보톡스처럼 주기적으로 맞을 필요가 없고 반영구적이기 때문입니다. 긴곡선 사각턱수술과 같이 진행되는 교근축소술/교근절제술 시 발생할 수 있는 부작용은 '출혈, 신경손상, 일시적인 개구장애 및 저작기능장애, 울퉁불퉁한 표면, 재발, 심한 부기 등' 이 있습니다. 하지만 부작용 중에 출혈, 신경손상, 일시적인 개구장애 및 저작기능장애, 울퉁불퉁한 표면은 세심하고 정확한 시술로써 충분히 예방할 수 있는 부작용들입니다. 다만, 아무리 교근축소술/교근절제술을 받더라도 남아있는 근육들이 다시 커질 수 있으므로 마른 오징어나 질긴 음식 등은 피하라는 말씀을 항상 드립니다.

08

프로필의 시작점,
이마 성형의 중요성

이름 : 기현우	나이 : 29세(男)	증상 : 납작한 이마
수술종류 : 이마윤곽수술, 이마성형수술		수술시간 : 30분

　이마 성형은 얼굴뼈수술은 아니지만 안면윤곽에서 중요한 부분을 차지합니다. 이마는 정면에서 봤을 때 옆광대, 볼, 사각턱에서 턱끝으로 이어지는 윤곽라인의 시발점이 되는 부위이고, 측면에서 봤을 때 코와 연결되어 입술과 턱끝으로 이어지는 얼굴 프로필의 시작점이 되는 부위입니다. 뿐만 아니라 이마의 높낮이에 따라서 코의 높이가 결정되기도 합니다.

　얼굴의 모든 부위가 안면윤곽을 결정짓는 중요한 요소되지만, 특히 이마는 안면윤곽의 시작점이 된다는 측면에서 매우 중요한 부위입니다.

　이마 윤곽수술 혹은 이마 성형수술로 불리는 이마 수술은 크게 2가지로 나눌 수 있습니다. '보형물을 이용한 이마 성형'과 '자가지방이식을 이용한 이마 성형'입니다.

자가지방이식을 통한 이마 성형은 자가조직을 이식하기 때문에 감염이나 염증이 적고, 가끔 발생할 수 있는 이물 반응이 없는 것이 큰 장점입니다.

또 절개를 해 보형물을 넣는 것이 아니기 때문에 흉터가 생기지 않는 것도 장점입니다. 이마와 더불어 다른 얼굴 부위에도 함께 이식할 수 있는 것도 이점입니다. 단, 이식 후 흡수가 되기 때문에 영구적이지 않아 번거로울 수 있습니다.

보형물을 이용한 이마 성형에는 다양한 보형물이 사용됩니다. 가장 흔히 사용되는 실리콘을 비롯해 메틸본드 같은 본시멘트 등의 인공보형물이 있고, 본소스처럼 인체뼈 조직 같은 생체 적합 보형물이 있습니다. 보형물 이마 성형에는 주로 실리콘을 많이 사용하며, 환자가 원하는 만큼 높이를 조절할 수 있고 영구적인 효과를 기대할 수 있어 수술 만족도가 높습니다.

단점은 이물질이 얼굴에 들어가는 것이기 때문에 드물기는 하지만 감염이 발생할 수 있고, 잘 눈에 띄지 않지만 흉터가 남을 수 있다는 것입니다.

가상 많이 사용되는 실리콘을 이용한 이마윤곽수술의 전후 사진을 비교해 보겠습니다. 기현우 환자는 성형 전 이마가 아주 납작하고 평평한 것은 아니지만, 환자가 볼록한 이마를 원하는 경우라 실리콘을 이용한 이마성형수술을 시행하였습니다.

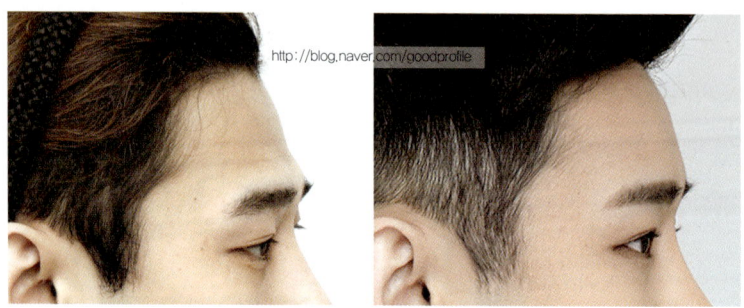

기현우 환자 수술 전(좌)/ 수술 후(우)

수술 후 환자가 원했던 만큼의 적당한 볼륨감이 나왔고, 자연스러워 환자가 매우 만족했던 케이스였습니다.

실리콘을 이용한 이마 성형을 할 때는 환자의 이마 상태를 정확하게 알고 안성맞춤의 보형물을 만들기 위해 이마 본을 뜹니다. 본을 뜨고 난 후, 환자가 원하는 정도에 따라 보형물을 실리콘으로 제작합니다. 물론 본을 뜬 이마에 맞게 제작하여 정확한 모양으로 만듭니다.

그 후 만든 보형물을 이마에 넣는 수술을 진행합니다. 수면마취로 진행되며 머리카락이 가려지는 부위에 약 3cm 정도 절개창을 이용해 보형물을 넣고 고정한 후 봉합합니다. 수술 후 흉터는 거의 눈에 띄지 않습니다.

실리콘을 이용한 이마성형은 물론이고 턱끝수술이나 심지어 귀족수술처럼 보형물을 이용한 수술은 반드시 고정을 해야 합니다. 고정하지 않을 경우 보형물이 움직여 위치가 달라진다든지 심한 경우 피가 고일 수 있고, 피부를 뚫고 나오는 경우도 있기 때문입니다.

3부
. . .
얼굴뼈 재수술

01

주걱턱 교정 후 재발,
회귀로 인한
양악 재수술

PROFILE

이름 : 이상윤   나이 : 32세(男)   증상 : 양악수술 후 주걱턱 재발
수술종류 : 양악 재수술   수술시간 : 1시간 55분

과거에는 사각턱수술이나 광대축소술, 턱끝수술 같은 안면윤곽 재수술 환자가 많았는데, 최근에는 양악 재수술 환자가 매우 많아졌습니다. 아마도 몇 년 전 유명인들의 양악수술이 매스컴을 타면서 양악수술붐이 일었던 그 시기, 실력과 경험이 부족한 의료진으로부터 수술을 받은 후유증과 부작용이 점점 나타나고 있는 것 같습니다.

약 1년 6개월 전 타 병원에서 주걱턱을 교정하기 위해 양악수술과 턱끝수술을 받은 이상윤 환자는 수술 1년 만에 주걱턱이 다시 재발하였습니다.

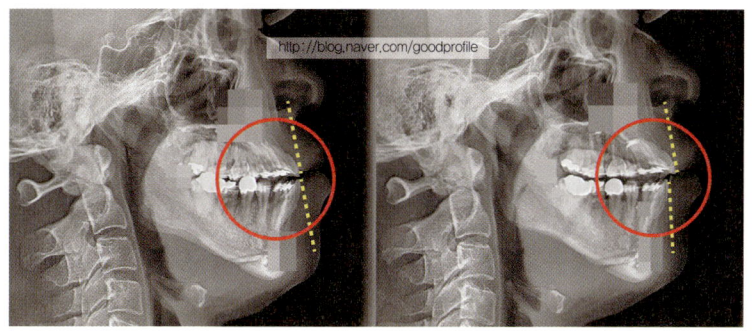

이상윤 환자 엑스레이 양악 재수술 전(좌)/재수술 후(우)

수술 전 측면 엑스레이 사진을 보면 위아래 치아가 같은 선에 있습니다. 원래 아래 치아가 위 치아보다 더 뒤에 위치해야 정상교합인데, 주걱턱이 다시 발생해 양악수술 전처럼 되어 버렸습니다. 양악 재수술을 위해 저희 병원을 방문했고 수술은 1시간 55분이 소요되었습니다.

수술 후 사진을 보면 이제 아래 치아가 위 치아보다 뒤에 위치해 정상교합이 되었습니다. 파노라마 사진을 보겠습니다.

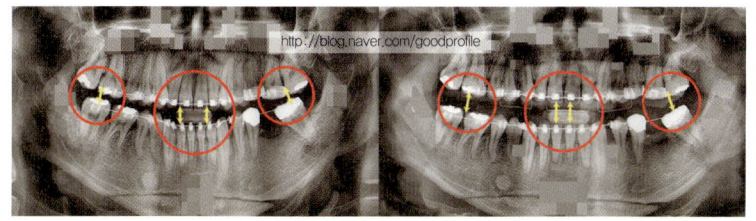

이상윤 환자 파노라마뷰 양악 재수술 전(좌)/재수술 후(우)

재수술 전에는 앞 치아 부위와 어금니 부위의 개방 정도가 다릅니다. 즉, 위아래 치아 간의 거리가 다르죠. 재수술 후 사진을 보면 개방교합이 모두 없어졌으며, 위아래 치아 사이의 거리가 앞니나 어금니에서나 동일합니다.

인체는 신기하게도 인위적인 변화가 생기면 원래의 모습으로 돌아가려는 회귀 현상이 있습니다. 양악수술로 뼈를 제자리에 맞춰 놓아도 뼈나 연부조직들은 지난 오랜 세월 동안 비대칭으로 놓여있던 상태로 돌아가려 하는 것입니다. 이런 성질을 예측해 양악수술을 할 때 미리 과교정을 하거나 각 의사들만의 노하우로 재발을 방지하고 있습니다.

때문에 양악수술을 고려하고 있다면, 수술을 잘하는 병원뿐 아니라 수술 후 관리도 신경 써 주는 믿을 수 있는 병원을 선택하는 것이 중요합니다.

수술 전 철저한 계획과 집도의의 노하우 및 수술 후 교정과 관리로 양악수술 후 재발과 회귀 현상은 얼마든지 막을 수 있기 때문입니다.

02

안면비대칭 교정 후
불만족으로 인한
양악 재수술

PROFILE

이름 : 김진경	나이 : 29세(女)	증상 : 양악수술 후 안면비대칭 재발
수술종류 : 양악 재수술, 턱끝수술, 광대축소술		수술시간 : 4시간 5분

김진경 환자는 다른 병원에서 3년 전 안면비대칭 교정을 위해 양악
수술을 받았습니다. 그러나 환자의 말에 의하면 수술이 잘못된 것인
지, 재발된 것인지 원인은 정확하게 알 수 없지만, 안면비대칭이 수술
이전보다 더 심해졌다고 했습니다.

다시 틀어진 얼굴을 바로잡기 위해 양악재수술을 시행하였습니다.
턱끝수술과 광대축소술까지 받기를 원해 총 3종류의 수술이 함께 진
행되었습니다.

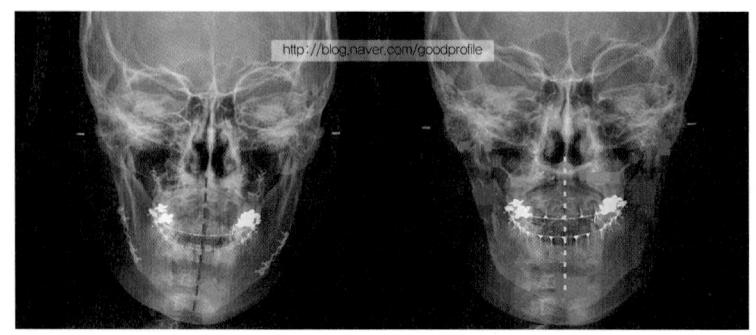

김진경 환자 엑스레이 양악 재수술 전(좌)/ 재수술 후(우)

　왼쪽은 양악 재수술 전 엑스레이입니다. 타 병원에서 양악수술을 받았음에도 불구하고 얼굴의 중심선이 오른쪽으로 심하게 휘어져 있습니다. 오른쪽은 재수술 후 사진입니다. 전체적으로 틀어져 있던 얼굴 중심선이 바로 섰습니다. 턱끝은 전체적인 연부조직까지 고려해서 수술 마지막에 왼쪽으로 이동하였습니다.

　파노라마 사진을 통해 조금 더 자세히 보겠습니다. 역시 위, 아래 치아의 중심선이 한쪽으로 심하게 치우쳐 있는 것이 확연히 드러납니다.

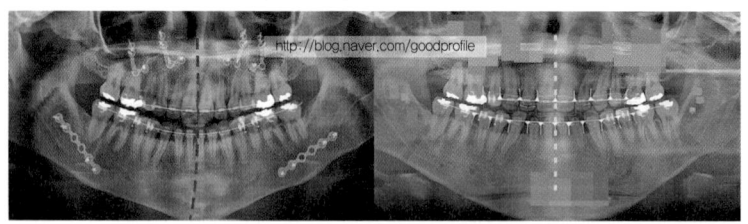

김진경 환자 파노라마뷰 양악 재수술 전(좌)/ 재수술 후(우)

　얼굴의 비대칭이 크게 눈에 보이는 것은 아니었지만, 김진경 환자가

평소 턱끝이 길게 나온 것이 만족스럽지 않아 양악 재수술 시 턱끝수술을 함께 진행하였습니다. 그 결과 턱끝이 뒤로 살짝 들어간 모습을 확인할 수 있습니다.

양악 재수술에 소요된 시간은 3시간 35분, 턱끝수술과 광대축소술까지 받기를 원해 총 4시간 5분이 소요되었습니다. 일반 양악수술이 2시간~2시간 반 정도 걸리는 것에 비하면, 거의 2배가 넘는 시간이 걸린 것입니다. 수술시간만 보아도 재수술이 훨씬 어렵다는 것을 알 수 있습니다.

재수술은 첫 수술에 비해 어렵기도 하지만, 환자 입장에서는 부기나 통증도 더 심하고 수술비도 높아집니다. 우리 몸의 연부조직은 한 번 상처가 나거나 수술을 하면 유착이 일어나기 때문입니다. 즉, 살이 부드럽지 않고 딱딱하게 뭉쳐 있어서 박리하기가 힘들고, 박리를 하더라도 조직의 탄성이 적어서 늘어나지 않아 벌릴 수 없기 때문에 시야 확보가 되지 않습니다.

벌어지지 않는 조직을 벌려야 수술을 할 수 있기 때문에 강제로 열다 보면 조직이 손상을 받고 피가 많이 나게 되죠. 그래서 재수술 후에는 멍도 많이 들고 부기도 심할 수밖에 없습니다.

게다가 해부학적인 왜곡(Anatomical distortion)도 일어납니다. 유착 등에 의해 해부학적인 구조물들이 재위치에 있지 않는 것이죠. 쉽게 말하면, 유착으로 인해 근육과 혈관, 신경 등이 딸려 가게 되는 것입니다. 그래서 집도의가 재수술 경험이 많지 않은 경우, 당연히 여기쯤 있겠지 하고 절개를 하면 혈관이 터지거나 신경이 다쳐서 신경 절단 증상이 나타날 가능성이 높아지는 것입니다.

이렇듯 얼굴뼈 재수술은 수술 자체가 어렵고 위험합니다. 회복도 더디기 때문에 첫 수술을 전문가에게 안전하게 받으셔야 하고, 아무리 수술을 잘해도 생길 수밖에 없는 결과로 인한 재수술은 재수술 경험이 많은 전문의에게 꼭 수술을 받으셔야 한다고 당부드리고 싶습니다.

03

사각턱수술 후
울퉁불퉁한 턱,
재수술로 매끄럽게

PROFILE

이름 : 윤수진   나이 : 24세(女)   증상 : 사각턱 수술 후 불규칙적인 턱선

수술종류 : 사각턱 재수술   수술시간 : 50분

윤수진 환자는 타 병원에서 2년 전 사각턱 수술을 받았는데, 겉에서 손으로 만져 봐도 턱이 울퉁불퉁할 정도여서 사각턱 재수술을 위해 저를 찾아오셨습니다.

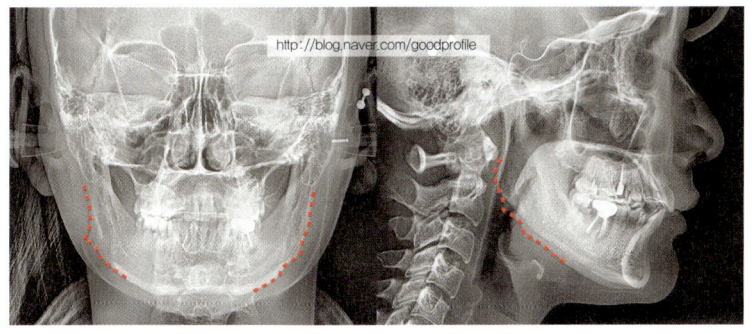

윤수진 환자 엑스레이 사각턱 재수술 전

수술 전 엑스레이 사진을 보면 측면을 보아도 정면을 보아도 울퉁불퉁하고 고르지 못한 턱선을 볼 수 있습니다. 마치 손으로 뜯어 놓았다고 해도 믿을 정도로 사각턱 라인이 매끄럽지 못할 뿐 아니라 긴곡선 절골도 아닙니다. 그저 흉내만 내서 사각턱수술을 진행하였기 때문에 교정 효과가 전혀 없을 뿐 아니라 보기 흉한 울퉁불퉁한 턱선만 남아있습니다.

수술 후 사진을 보겠습니다.

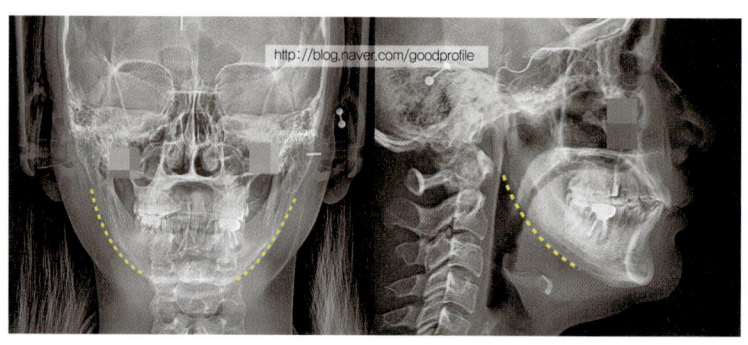

윤수진 환자 엑스레이 사각턱 재수술 후

측면 사진을 보면 턱라인이 부드럽게 이어져 있는 모습을 볼 수 있습니다. 정면에서도 울퉁불퉁했던 턱라인이 매끈해지고 하관은 물론 전반적인 얼굴형이 갸름해진 것을 확인할 수 있습니다. 파노라마 사진에서도 긴곡선으로 부드럽게 이어진 턱선이 확인됩니다.

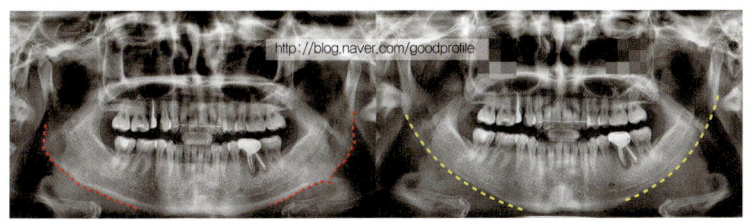

윤수진 환자 엑스레이 사각턱 재수술 전(좌)/재수술 후(우)

사각턱수술 후 울퉁불퉁해진 턱라인과 정면 효과의 부족은 가장 흔한 부작용 중 하나입니다. 안면윤곽수술은 입안절개로 진행되는 것이 많은데, 어둡고 좁은 입안을 절개하고 사각턱 부위를 보면 육안으로 수술 부위가 잘 보이지 않습니다.

그래서 직접 보고 자르기보다는 감으로 절골을 하게 되죠. 때문에 각진 사각턱을 긴곡선으로 절골하는 데는 당연히 많은 경험이 필요할 수밖에 없습니다. 저 역시 사각턱 수술이 500케이스를 넘으면서 수월해졌으니까요.

사각턱 수술 시 부작용과 재수술 없이 360도 어느 방향에서 보아도 확실한 효과를 얻기 위해서는 반드시 사각턱수술 경험이 많은 전문의에게 긴곡선 절골술을 이용한 사각턱교정을 받아야 된다는 것을 잊지 마세요.

04

광대 불유합으로 인한
3번째 광대 재수술

PROFILE

| 이름 : 전민정 | 나이 : 34세(女) | 증상 : 광대축소술 후 광대 불유합 |
| 수술종류 : 광대 재수술 | | 수술시간 : 55분 |

　안면윤곽수술은 일반적으로 성형수술 중에서도 꽤 어렵고 힘들고 비싼 수술로 인식이 되어있습니다. 그런데 이 힘든 수술을 세 번이나 다시 해야 한다면 그 환자의 심정은 어떨까요?

　전민정 환자는 5년 전 ○○성형외과에서 광대축소술을 받고, 1년 전 치과에서 재수술을 받았습니다. 두 번의 광대축소술을 받았으나 광대 불유합으로 제게 오셔서 세 번째 광대 재수술을 받게 됩니다.

　먼저 수술 전 3D-CT 사진을 보겠습니다.

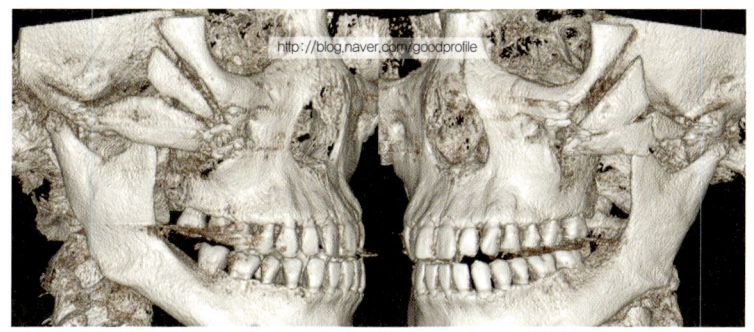

전민정 환자 3D-CT 광대 재수술 전 우측/좌측

3D-CT 사진에서 우측 광대를 보면 절골선이 2개로 두 번의 수술 흔적이 나타납니다. 이 정도면 제대로 뼈가 잘 붙어 있고 유지되고 있는 상태로 볼 수 있습니다. 신생골은 CT상에서는 살짝 벌어진 것처럼 잘 보이지 않습니다.

문제는 왼쪽 광대입니다. 다음 워터스뷰에서 화살표가 가리키는 부분에 광대가 크게 벌어져 있는 것이 보입니다. 세 번째 광대 재수술을 할 수밖에 없는 이유입니다.

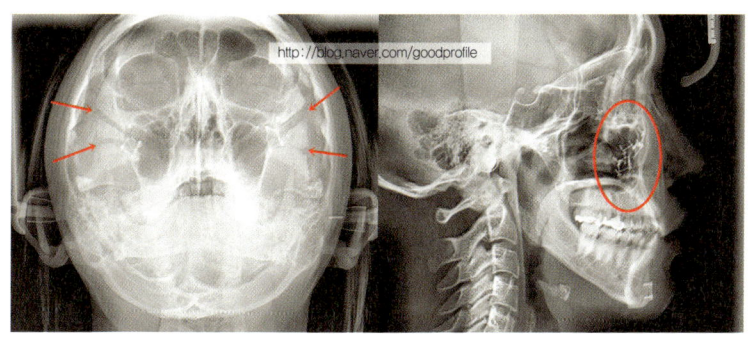

전민정 환자 광대 재수술 전 워터스뷰/엑스레이

광대가 벌어진 이유는 무엇일까요? 3D-CT상에서는 뼈의 접합 여부는 알 수 있지만, 원인은 알 수가 없습니다. 제가 항상 강조하는 '기본' 즉, 엑스레이 사진을 보면 정답을 알 수 있습니다.

왼쪽 광대쪽이 수많은 고정핀으로 매우 지저분해 보입니다. 가장 뚜렷하게 확인할 수 있는 파노라마 사진을 보겠습니다. 파란색 동그라미를 보면 네모플레이트가 부러져 있습니다.

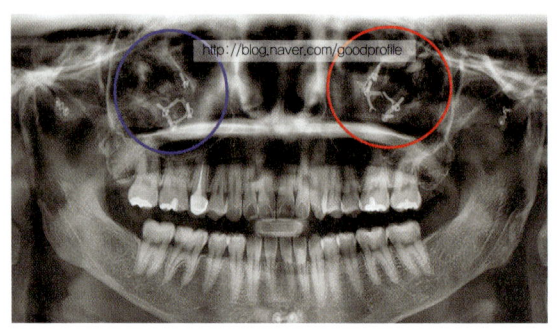

전민정 환자 파노라마뷰 광대 재수술 전

왼쪽의 빨간색 동그라미를 보면 플레이트가 완전히 세 조각으로 나뉘어져 있습니다. 3D-CT로는 보이지 않던 부분을 일반 엑스레이로 확인할 수 있습니다. 즉, 전민정 환자의 왼쪽 광대 부작용인 불유합의 원인은 바로 부러진 플레이트 때문인 것입니다. 재수술 시 직접 열고 들어가 보니, 실제로 얇은 플레이트가 세 조각으로 부러져 있었습니다.

전민정 환자는 결국 세 번째 광대수술을 받았습니다. 수술 전과 후 결과를 3D-CT 사진을 통해 비교해 보겠습니다.

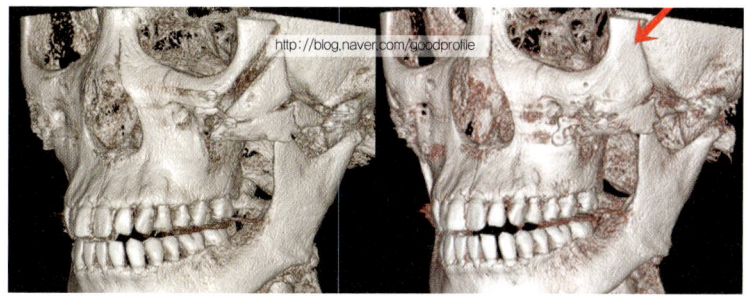

전민정 환자 3D-CT 광대 재수술 전(좌)/ 재수술 후(우)

좌측에 눈에 띄게 벌어져 있던 광대가 우측에서 보면 안정적으로 붙어있는 것을 확인할 수 있습니다.

광대는 교근이 강하게 당기기 때문에 광대축소술을 할 때 강력한 교근의 작용을 염두에 두고, 두껍고 강한 금속 티타늄 플레이트로 확실하게 고정해야 합니다. 위의 경우처럼 얇은 플레이트도 조각이 나는데, 하물며 녹는 플레이트를 사용하거나 무고정 광대수술을 받는다면 어떻게 될까요? 선택은 여러분에게 맡기겠습니다.

05

퀵광대수술 후
사각턱뼈를 이용한
광대 재건수술

PROFILE

이름 : 이규리	나이 : 34세(女)	증상 : 광대축소술 후 광대 불유합, 볼처짐
수술종류 : 광대 재수술, 사각턱수술		수술시간 : 2시간 50분

　전 세계에서 우리나라만큼 다양한 광대축소술이 있는 나라가 있을까 싶습니다. 별별 이름을 붙인 광대수술이 많습니다. 또 인터넷이나 게시판 상담글을 보면 광대수술만큼 부작용이 많은 수술도 없는 것 같습니다. 심지어 '광대수술은 부작용이 100%'라고 믿는 분도 보았으니까요. 그래서 오랜 기간 검증된 방법, 교과서에 나오는 방법으로 수술을 받으시라고 말씀드리는 것입니다.

　이규리 환자는 9개월 전 타 병원에서 일명 퀵광대수술 혹은 미니광대수술로 불리는 약식 광대수술을 받았다고 했습니다. 이로 인해 불유합, 뼈흡수로 인한 볼처짐이 심했고 재수술이 반드시 필요한 상황이었습니다. 먼저 수술 전 3D-CT 사진입니다.

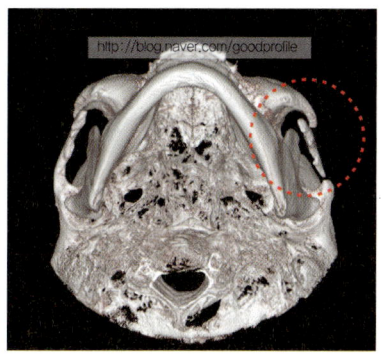

이규리 환자 3D - CT 광대 재수술 전

이규리 환자는 처음에 볼처짐이 심해서 내원하였습니다. 그런데 막상 3D-CT를 찍어보니 뼈가 녹는 '뼈 흡수' 상태가 일어나 있었습니다. 왼쪽광대가 퀵광대수술의 부작용으로 광대가 벌어지고 처져 이로 인한 볼처짐 또한 심한 상태였습니다. 아래쪽에서 보아도 뼈 흡수로 인해 광대 사이 뼈가 모자라 완전히 벌어져 있습니다.

재수술을 해야 하지만 뼈 흡수 때문에 다시 뼈를 유합시키기에는 뼈가 부족한 상황이었습니다. 이런 경우 자가뼈나 인공뼈를 삽입해서 재건해야 합니다. 광대 불유합 및 뼈 흡수로 인하여 벌어지고 볼처짐이 생겨 재수술을 하는 경우에는 처진 광대뼈를 끌어올리는 것은 기본이고, 뼈 흡수가 되어 뼈가 녹아 내린 부분을 메워 주어야 합니다.

3D 프린터를 이용하여 인공물질인 본시멘트로 공간을 메울지, 자가뼈를 이용해 뼈를 연결시킬지 환자분과 고민을 하였습니다. 제 방

침은 당연히 자가뼈, 자가조직을 이용한 재건이지요. 마침 환자분께서 광대재수술 시 사각턱수술도 함께 받기를 원해 절골된 사각턱뼈 조직을 이용한 자가조직 광대 재건을 하기로 하였습니다.

퀵광대수술 후 재수술을 하게 되면 두피절개라고 불리는 관상절개를 해야 합니다. 첫 수술 때는 입안절개만으로도 부작용 없는 광대수술이 충분히 가능하기 때문에 절대 두피관상절개를 추천하지 않습니다. 하지만 퀵광대나 무고정 광대수술을 한 뒤 재수술로 확실한 효과를 얻기 위해서는 두피관상절개를 권해드립니다.

자가뼈는 갈비뼈를 가장 많이 이용하고, 두개골뼈를 이용하기도 합니다. 이규리 환자의 경우는 사각턱수술을 먼저 진행해 이를 통해 얻은 사각턱뼈로 진행을 하였습니다.

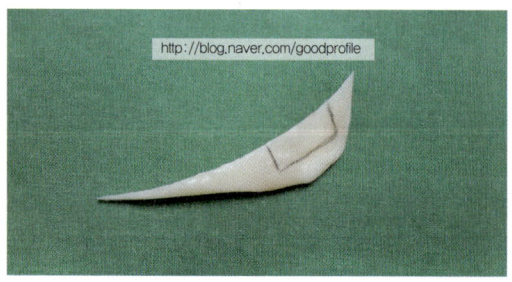

절골된 사각턱뼈

검은색 선으로 그은 네모 모양의 뼈를 광대 재건에 이용하기로 합니다. 광대뼈가 벌어진 틈 사이로 자가뼈를 빈틈없이 채워 플레이트로 고정합니다.

다음은 수술 후 3D-CT 사진입니다. 벌어지고 처졌던 광대가 올라가고, 뼈 흡수가 된 곳에 사각턱뼈를 이식한 후 안정적이고 완전한 광대가 되었습니다. 빨간색 화살표 끝에 이식된 뼈가 확인됩니다. 한번에 매끈하게 절골한 긴곡선 사각턱수술로 아래턱도 갸름해졌습니다.

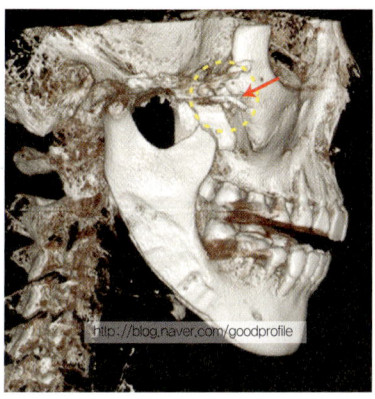

이규리 환자 3D - CT 재수술 후

화살표가 가리키는 부분이 사각턱뼈를 이식한 부분입니다. 사각턱 절골도 매끈하게 되었습니다. 위에서 바라본 사진을 보면 재건수술 전 벌어져 있던 광대 아치가 완전하게 연결되었습니다.

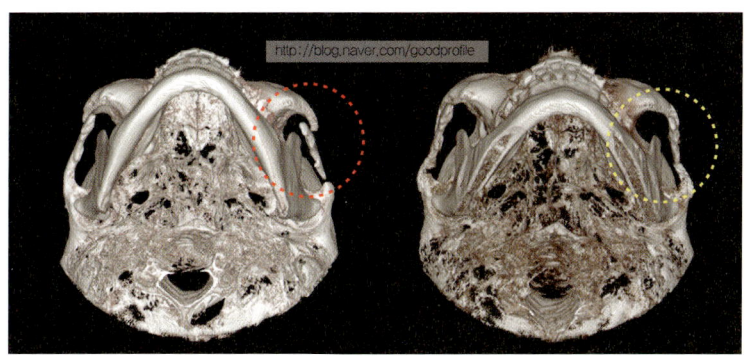

이규리 환자 3D-CT 광대뼈 재수술 전(좌)/재수술 후(우)

요즘 3D 프린터를 이용한 안면윤곽 재건수술이 장안의 화제입니다. 다른 부위에서 뼈를 얻지 않아도 되니 환자도 좋고, 손쉽게 프린터를 이용해 보형물을 만들어내니 수술 과정이 간단해 의사에게도 좋은 방법 같아 보입니다.

그러나 우리 뼈는 독특한 성질을 가지고 있습니다. 힘을 받으면 더욱 강해지고, 힘을 받지 않으면 뼈가 약해지고 뼈의 양이 줄어드는 것이죠. 전문용어로 '압전효과, 피에조효과(Piezoelectric effect)'라고 합니다. 그래서 뼈가 튼튼해지도록 외부에서 적당한 압력을 가하는 운동을 하는 것이지요.

젊을 때는 뼈도 단단합니다. 성형수술, 특히 얼굴뼈수술은 젊은층의 수요가 많죠. 그러나 우리는 수술한 얼굴을 가지고 40~50년을 더 살아야 합니다. 나이가 들면서 자연스럽게 뼈의 볼륨은 줄고 약해지는데, 3D프린터로 만든 인공보형물은 뼈와 동일하게 변하지 않겠죠. 제가 얼굴뼈 재건수술을 할 때 부득이한 경우를 제외하고는 자가뼈를 고집하는 이유입니다.

06

수술 후
너무 뾰족해진 턱끝,
턱끝 복원수술로 해결

PROFILE

이름 : 임선영   나이 : 28세(女)   증상 : V라인수술 후 턱끝모양 불만족

수술종류 : 턱끝 복원수술   수술시간 : 45분

시대가 변할 때마다 여성들이 선호하는 얼굴형도 변해왔습니다. 특히 가장 유행에 민감한 부위가 턱끝이 아닐까 생각됩니다. 턱끝의 길이, 각도 등에 따라 얼굴형태나 이미지가 크게 달라 보이기도 하죠.

2000년대 후반부터 불기 시작한 V라인 열풍과 맞물려 턱끝수술의 기술도 크게 발전했습니다. 수술로 원하는 턱 모양을 얼마든지 만들 수 있게 된 것이죠.

그러나 그에 따른 부작용도 있습니다. 턱끝수술 시 가운데 부분을 너무 과하게 잘라내는 경우 턱끝이 부자연스럽게 뾰족해지는 것이죠. 이런 경우 턱끝 재건수술 혹은 턱끝 복원수술 같은 재수술을 하

게 됩니다. 임선영 환자는 타 병원에서 T절골 턱끝수술과 사각턱수술 등 V라인수술을 받고 턱끝을 복원하기 위해 저희 병원에 내원하였습니다. 재수술을 위해 엑스레이를 분석해 보겠습니다.

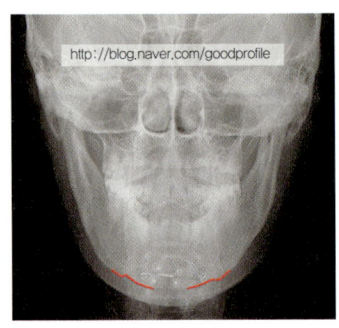

임선영 환자 엑스레이 턱끝복원수술 전

V라인수술 부작용 중 흔하게 나타나는 계단현상(빨간선)이 있고, 턱의 길이가 매우 짧고 좁습니다. 실제로 환자는 턱끝이 너무 뾰족해서 인위적인 느낌을 자연스럽게 개선하길 원했습니다. 또 너무 짧아진 턱의 길이를 좀 더 길게 만들고 육안으로도 느껴지는 계단현상도 해결하기를 원했죠.

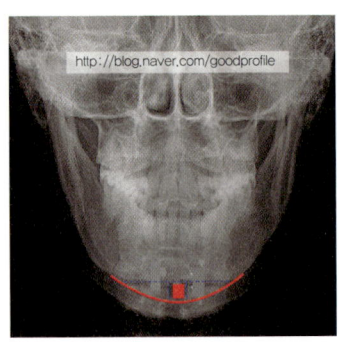

임선영 환자 엑스레이 턱끝복원 수술 후

수술은 파란선대로 절골을 하였고, 네모박스만큼 뼈와 뼈 사이에 인 공뼈를 삽입하였습니다. 이로 인해 턱끝의 길이가 늘어나고 폭도 넓어 졌죠. 또한 계단모양의 울퉁불퉁한 턱선을 부드럽게 연결해 자연스러운 턱선을 완성하였습니다.

유행이라는 것은 일시적이고 획일적입니다. 우리의 얼굴은 저마다 다르게 생겼고 개성을 추구하는데, 패션처럼 유행에 휩쓸려서 수술을 한다는 것은 어불성설입니다. 유행이 지난 옷은 한 번 입고 버리면 그 만이지만 하나뿐인 얼굴은 어떻게 하실 건가요?

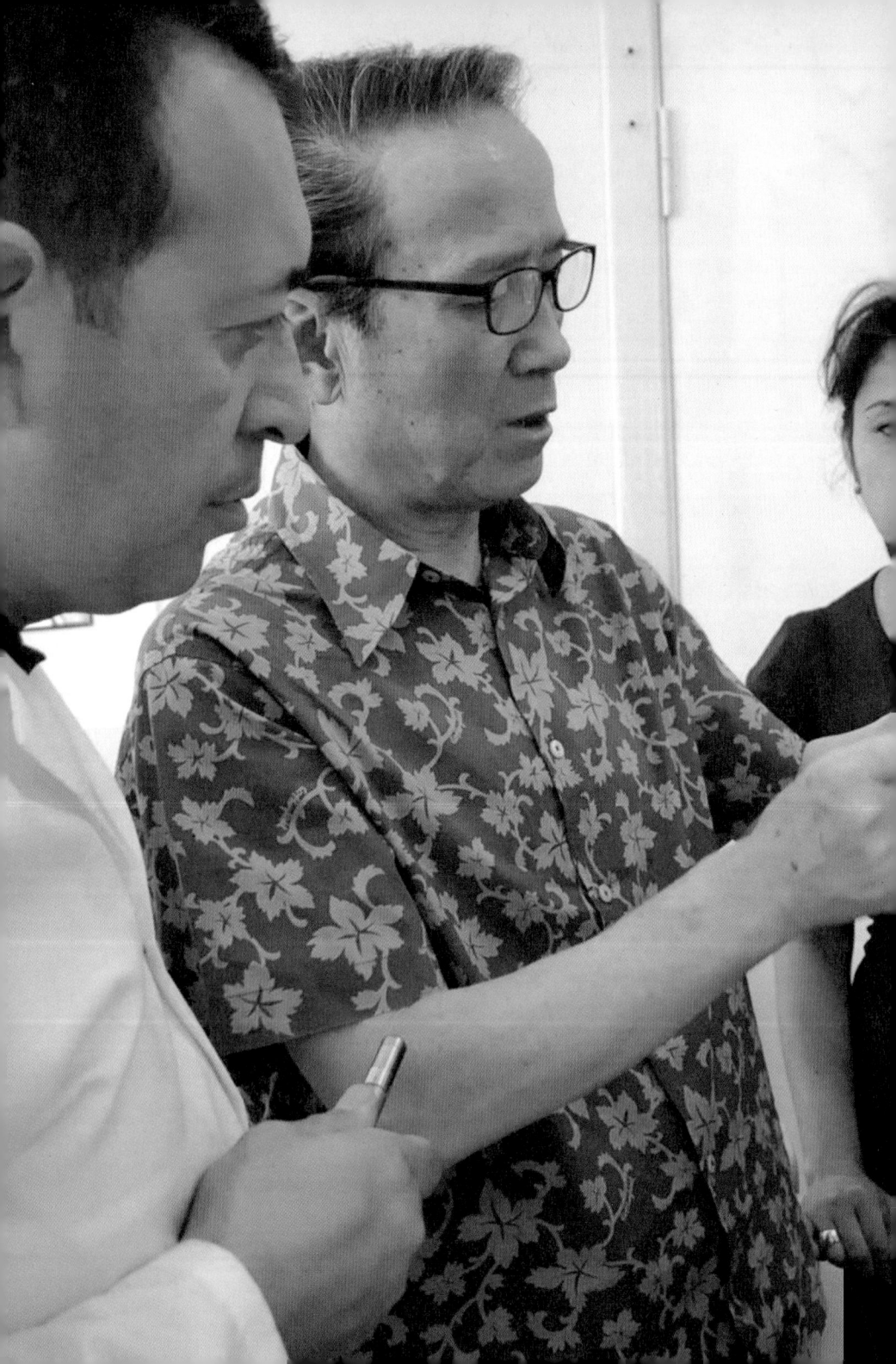

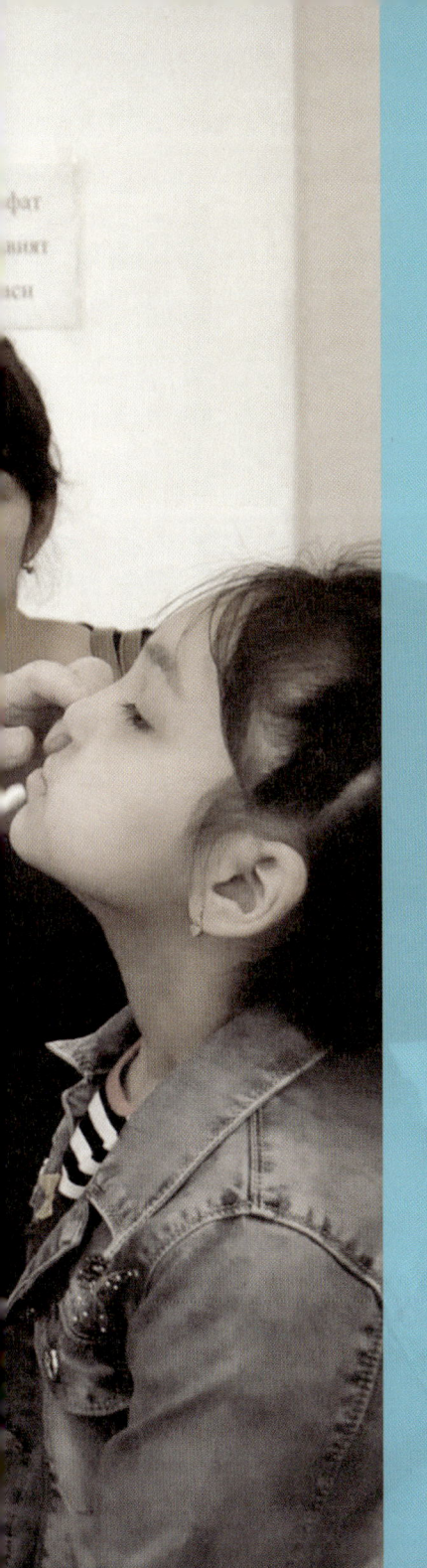

사회공헌

우즈베키스탄 봉사활동
with CAPSEF

1999년부터 시작되어 2016년에 17번째를
맞이한 우즈베키스탄 타슈켄트로의 의료봉사
활동은 최봉균 원장과 박병윤 교수가
함께합니다.

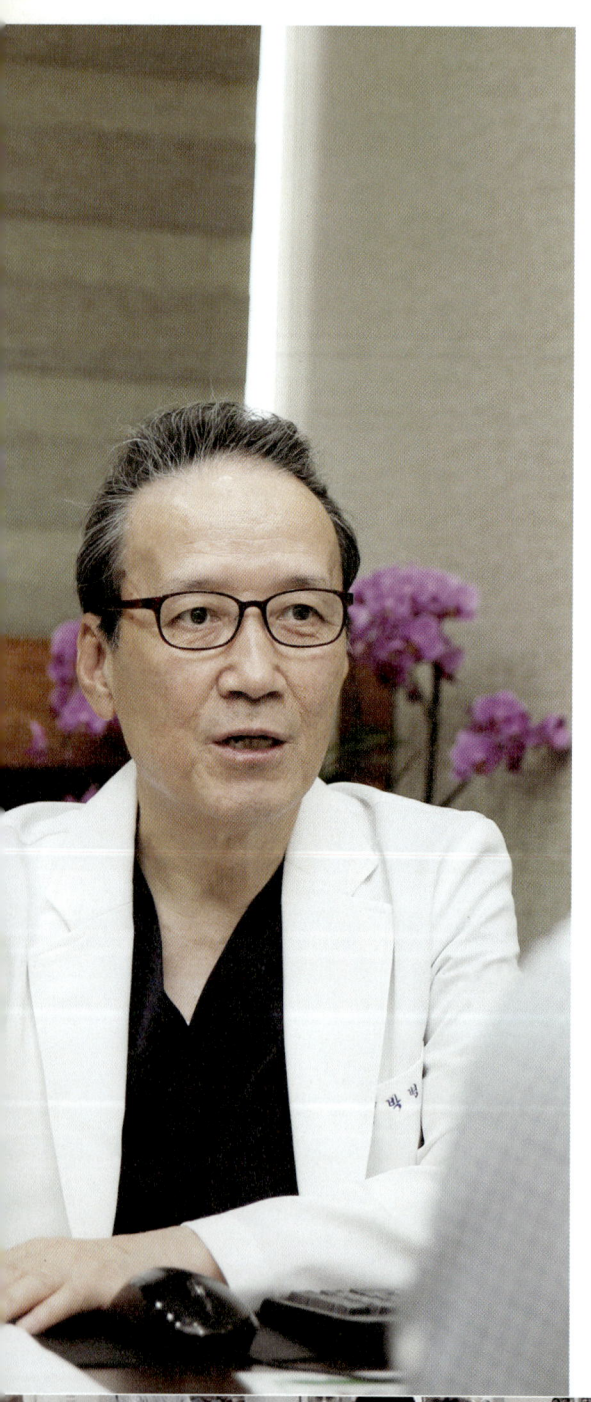

구순구개열 최고권위자

박병윤 교수

약력
· 제2회 중앙아시아 국제성형외과학회 명예회장
· 제1회 중앙아시아 국제성형외과학회 초대회장
· 제5차 아시아태평양 구순구개열학회 대회장
· 대한성형외과학회 이사장
· 연세대학교 의과대학 대학원(박사/석사)
· 연세대학교 의과대학원(학사)
· 연세대학교 세브란스 병원 전문의
· 연세대 성형외과학교실 주임교수
· 연세대학교 의과대학 명예교수
· 캐나다 토론토 이동병원 성형외과 연수

상훈
· 연세대학교 에비슨 봉사상
· 제8회 한미 참의료인상
· 연세대학교 우수업적 교수상
· 우주베키스탄 최고 공로의료인 훈장

업적
· 우주베키스탄 최초로 국립소아의과
  대학 성형외과 개설에 토대를 만듦
· 우즈베키스탄 의료봉사

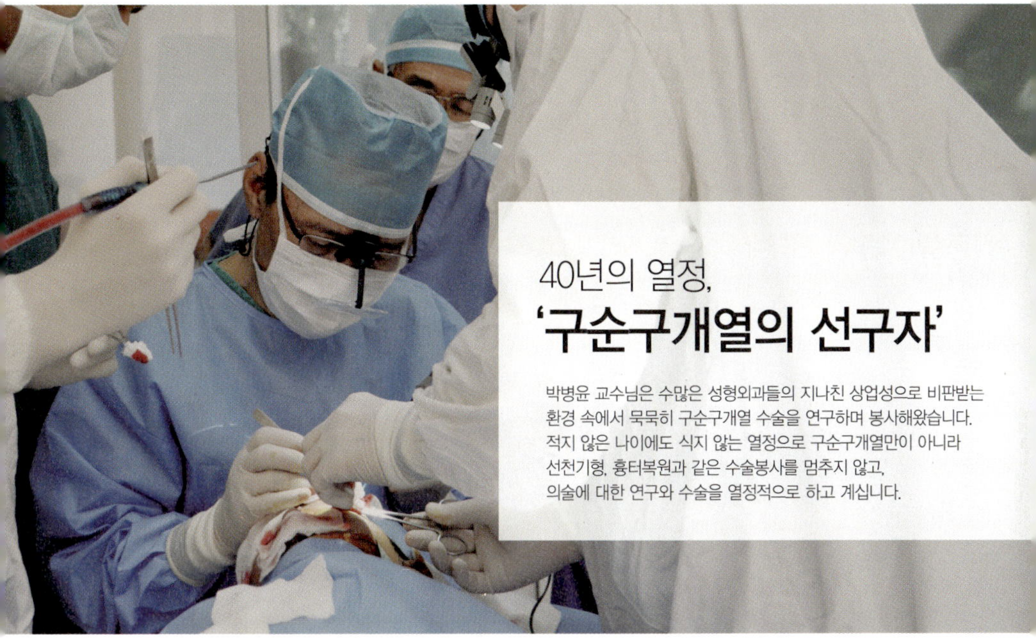

40년의 열정,
‘구순구개열의 선구자’

박병윤 교수님은 수많은 성형외과들의 지나친 상업성으로 비판받는 환경 속에서 묵묵히 구순구개열 수술을 연구하며 봉사해왔습니다. 적지 않은 나이에도 식지 않는 열정으로 구순구개열만이 아니라 선천기형, 흉터복원과 같은 수술봉사를 멈추지 않고, 의술에 대한 연구와 수술을 열정적으로 하고 계십니다.

| 성형외과학 분야의 대가, 박병윤 교수

세브란스병원 교수직 은퇴 당시 각종 언론 매체에서는 박병윤 교수의 의사로서의 아름다운 삶을 보도하였습니다.

朝鮮日報

1700명에 얼굴 찾아준
老교수의 아름다운 은퇴

신촌세브란스 병원
박병윤 교수 퇴임식

37년간 언청이 무료 시술
차기돈 털어 수술비품 구입
우즈베키스탄서도 13년 봉사
"손 움직이는 한 계속할 것"

조선일보 신문기사

박병윤 교수의 아름다운 삶

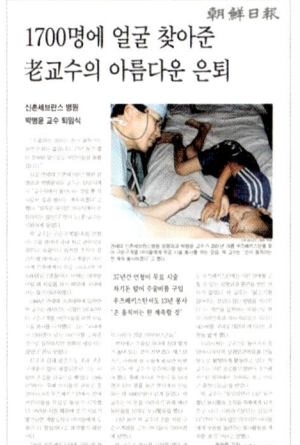

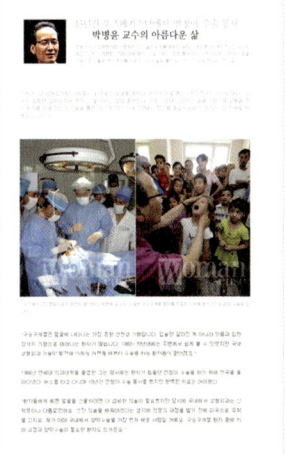

우먼센스 잡지기사

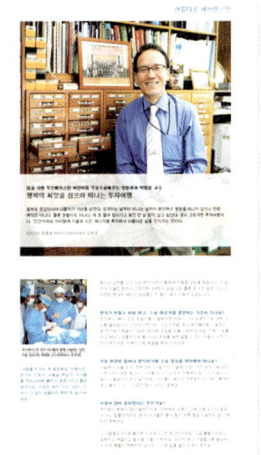

아름다운 세브란스인 기사

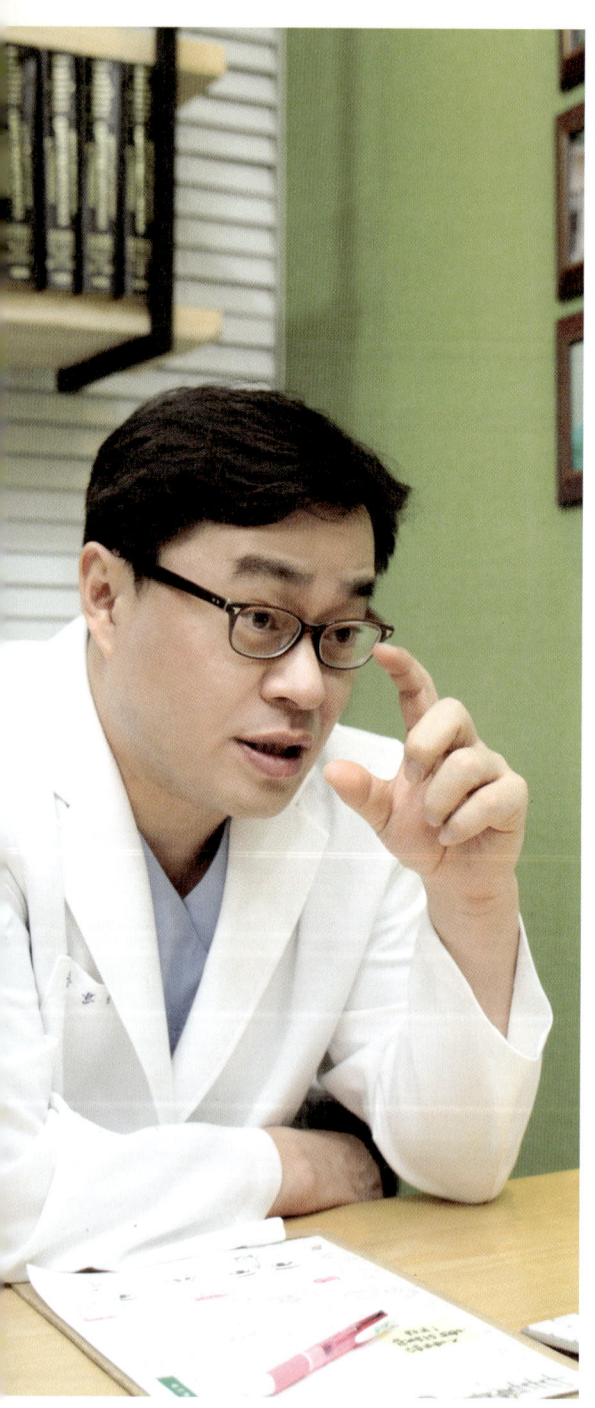

성형외과 전문의

최봉균 원장

약력

- 성형외과 전문의
- 연세대학교 의과대학
- 연세대학교 의과대학원 석사
- 세브란스병원 성형외과 전문의
- 미국 피츠버그대학(UPMC) 성형외과 연수
- 연세대학교 의과대학 성형외과학교실 교수직
- 대만장경기념병원(CGMH) 두개안면센터 교수직
- AO Foundation CMF Istruction course 이수
- 원진성형외과 양악안면윤곽센터 원장
- GNG 성형외과 대표원장(전)
- 미스코리아 2012년도 본선심사위원
- CBK 성형외과 대표원장(현)
- 연세대학교 의과대학 성형외과 외래교수(현)
- AO Foundation CMF 회원
- AAOMS(미국악안면외과의사회) 회원

학회활동

- 대한성형외과학회 종신회원(현)
- 대한미용성형외과학회 종신회원(현)
- 미국 구강악안면외과의사회

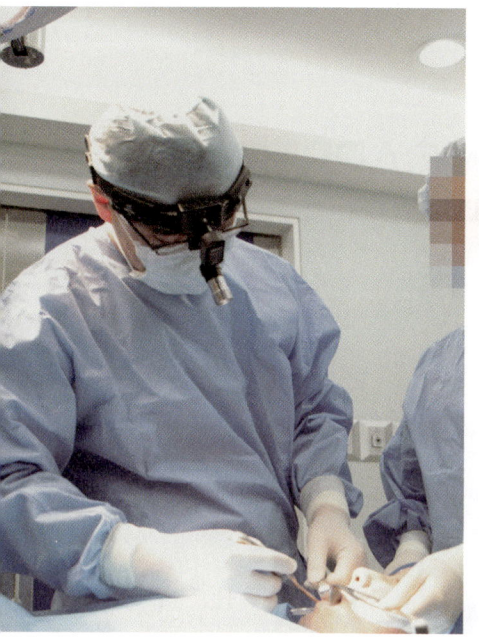

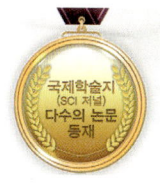

국제학술지
(SCI 저널)
다수의 논문
등재

국제학술지에 다수 등재된
최봉균 원장의 논문

세계적으로 인정받는 권위 있는 성형외과학술지(SCI 저널)에
얼굴뼈수술에 대한 다수의 연구논문 발표

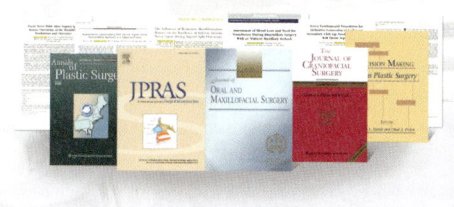

| 얼굴뼈수술 10년 외길, 최봉균 원장

각종 언론 매체에서는 오직 얼굴뼈 성형만 연구하고 수술해 온 최봉균 원장의 노하우와 이야기를 보도하였습니다.

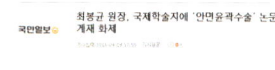

최봉균 원장, 국제학술지에 '안면윤곽수술' 논문
게재 화제

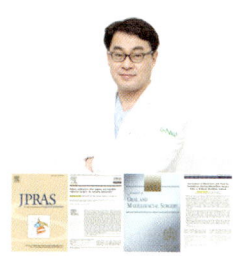

최봉균 지앤지성형외과 원장 "양악 등 얼굴뼈수술 10년 외길"

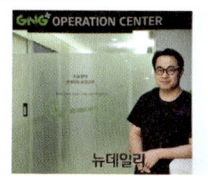

뉴데일리

[초대석] "최고의 결과 위해 '원칙'과 '학문' 바탕으로 수술"

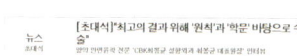

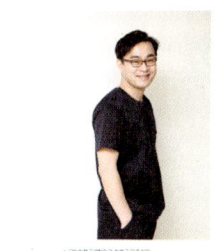

국제의료봉사 - with CAPSEF

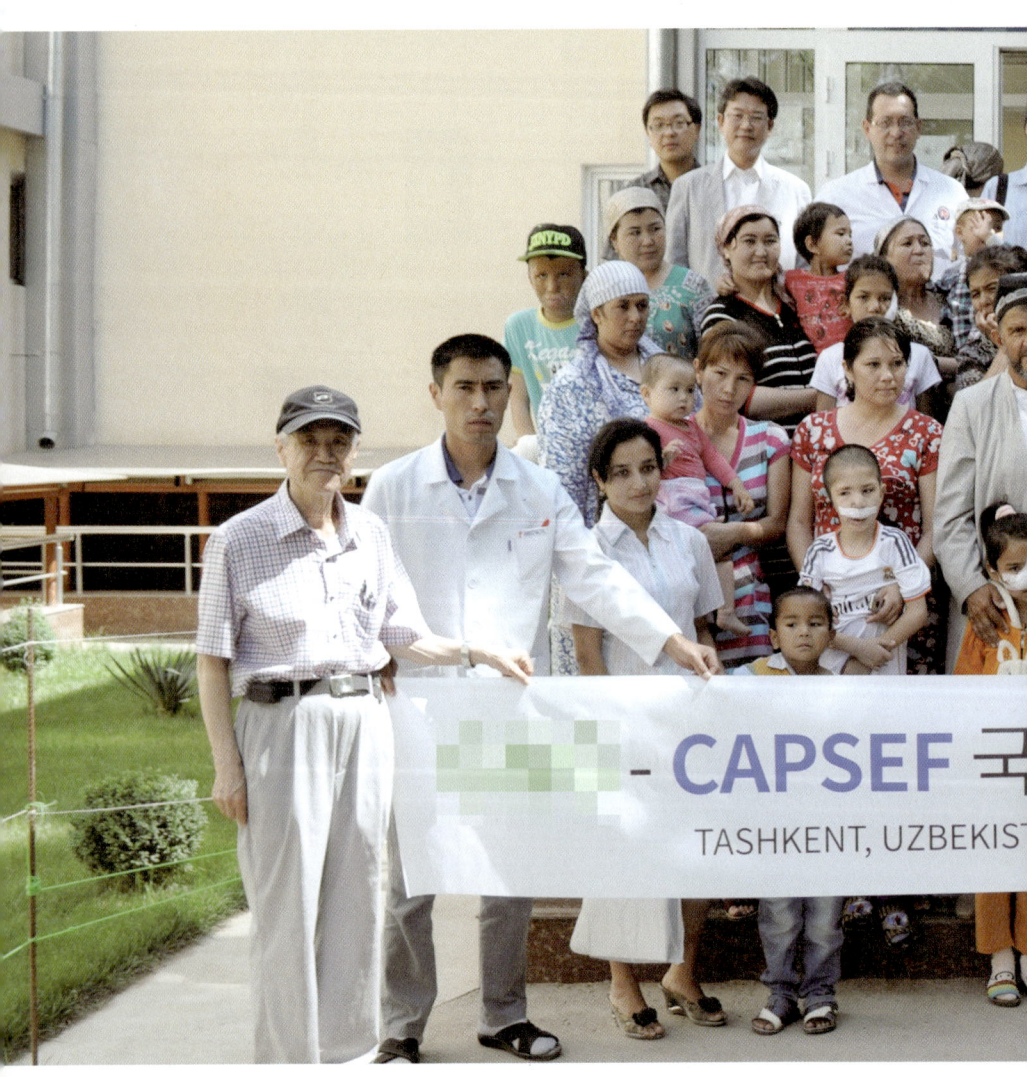

1999년도부터 시작되어 2016년에 17번째를 맞이한 우즈베키스탄 타슈켄트로의 의료봉사 활동.
2015년 봉사활동에는 신촌세브란스병원 성형외과 김용욱 교수, 원주세브란스병원 성형외과
정윤규 교수, 최봉균 원장과 박병윤 교수 및 간호사들이 의료봉사에 참여하였습니다.
2016년에도 박병윤 교수 및 간호사가 참석하였습니다.

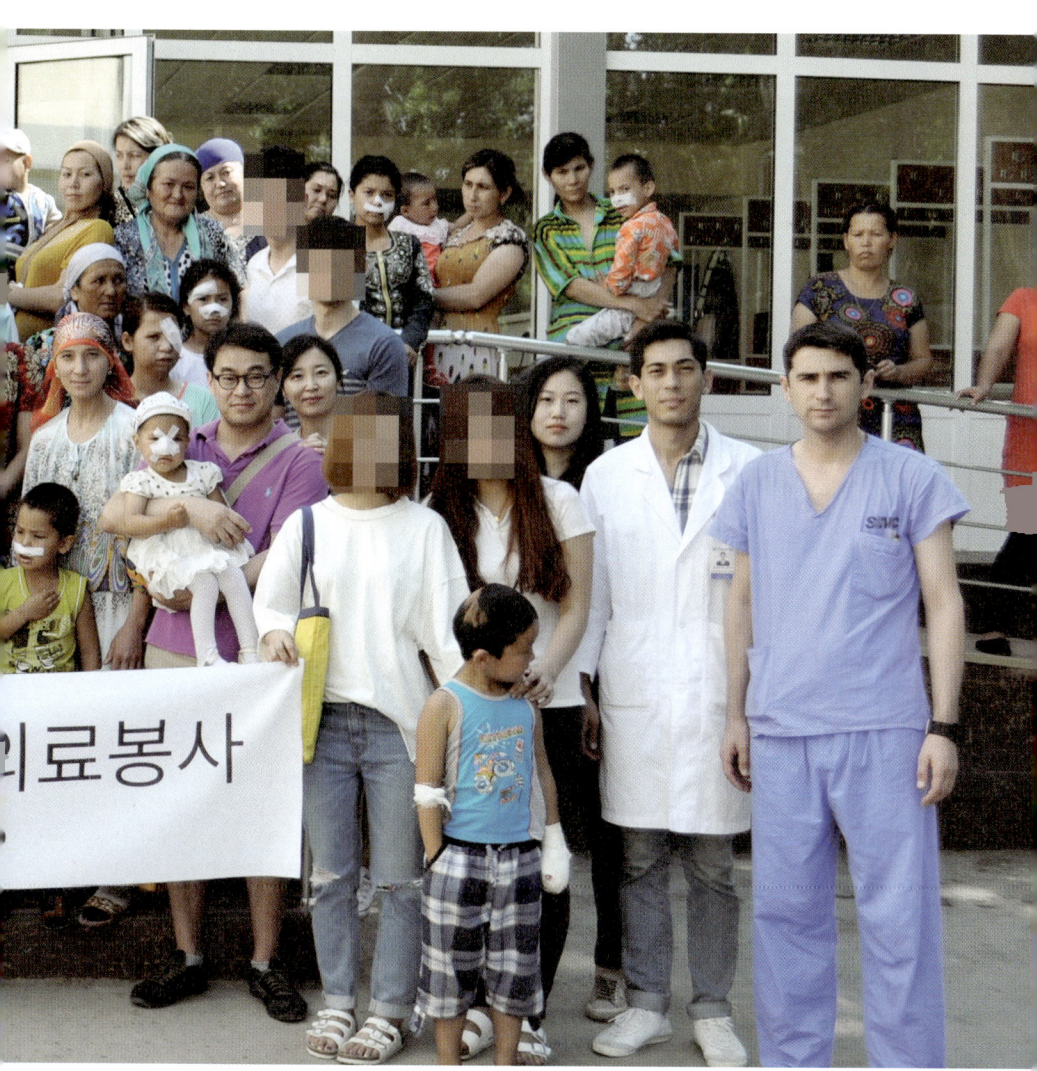

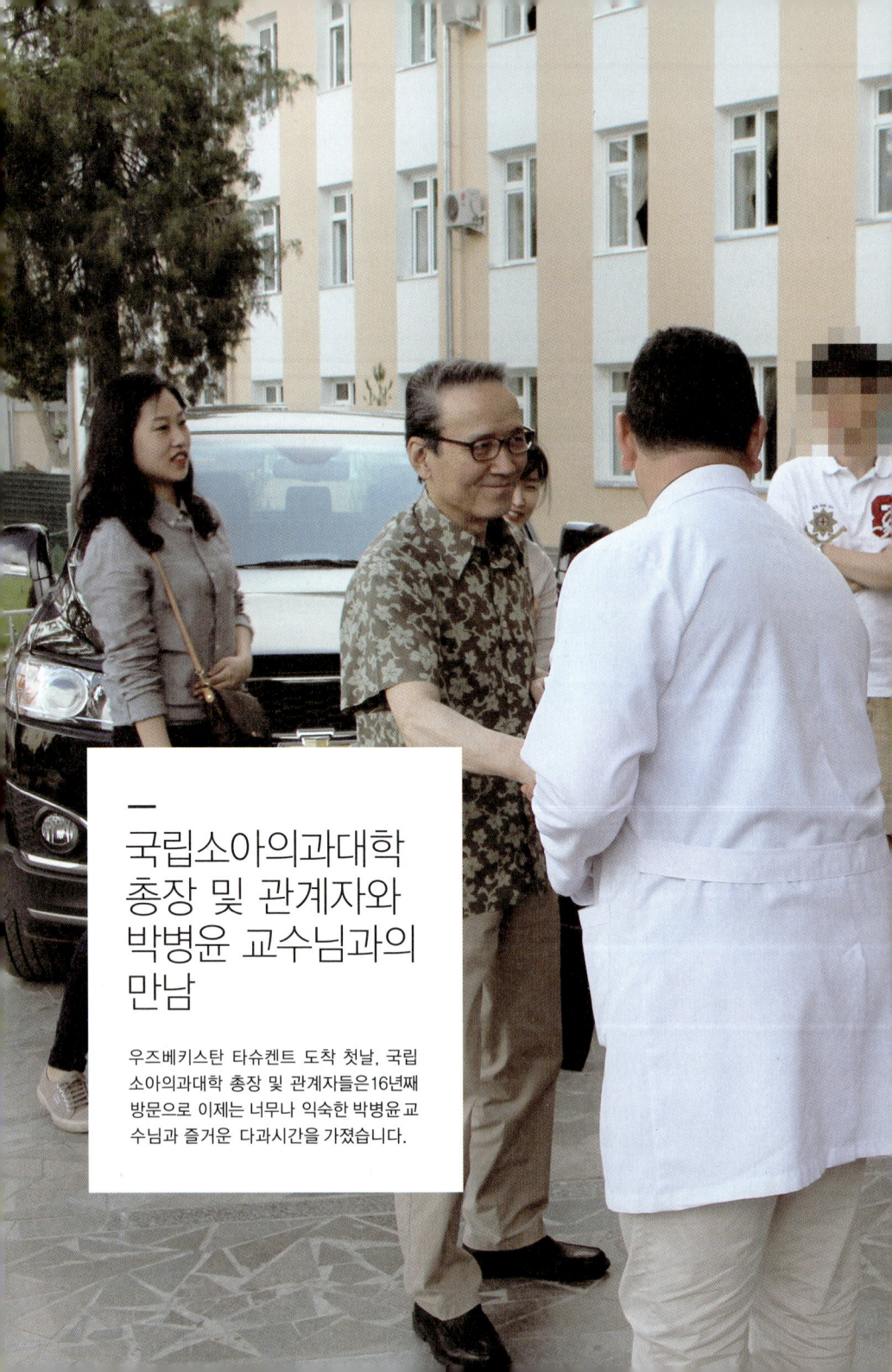

국립소아의과대학 총장 및 관계자와 박병윤 교수님과의 만남

우즈베키스탄 타슈켄트 도착 첫날, 국립 소아의과대학 총장 및 관계자들은 16년째 방문으로 이제는 너무나 익숙한 박병윤 교 수님과 즐거운 다과시간을 가졌습니다.

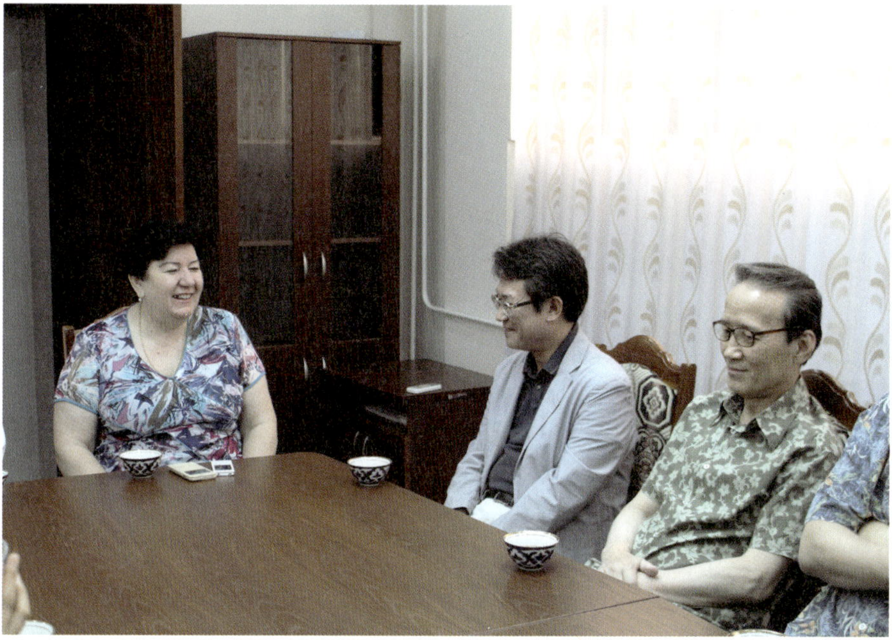

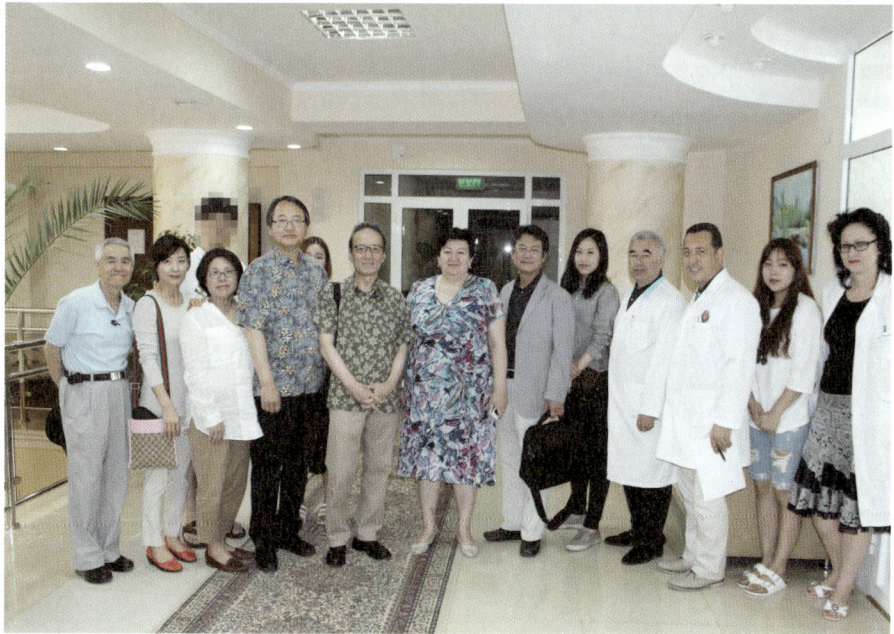

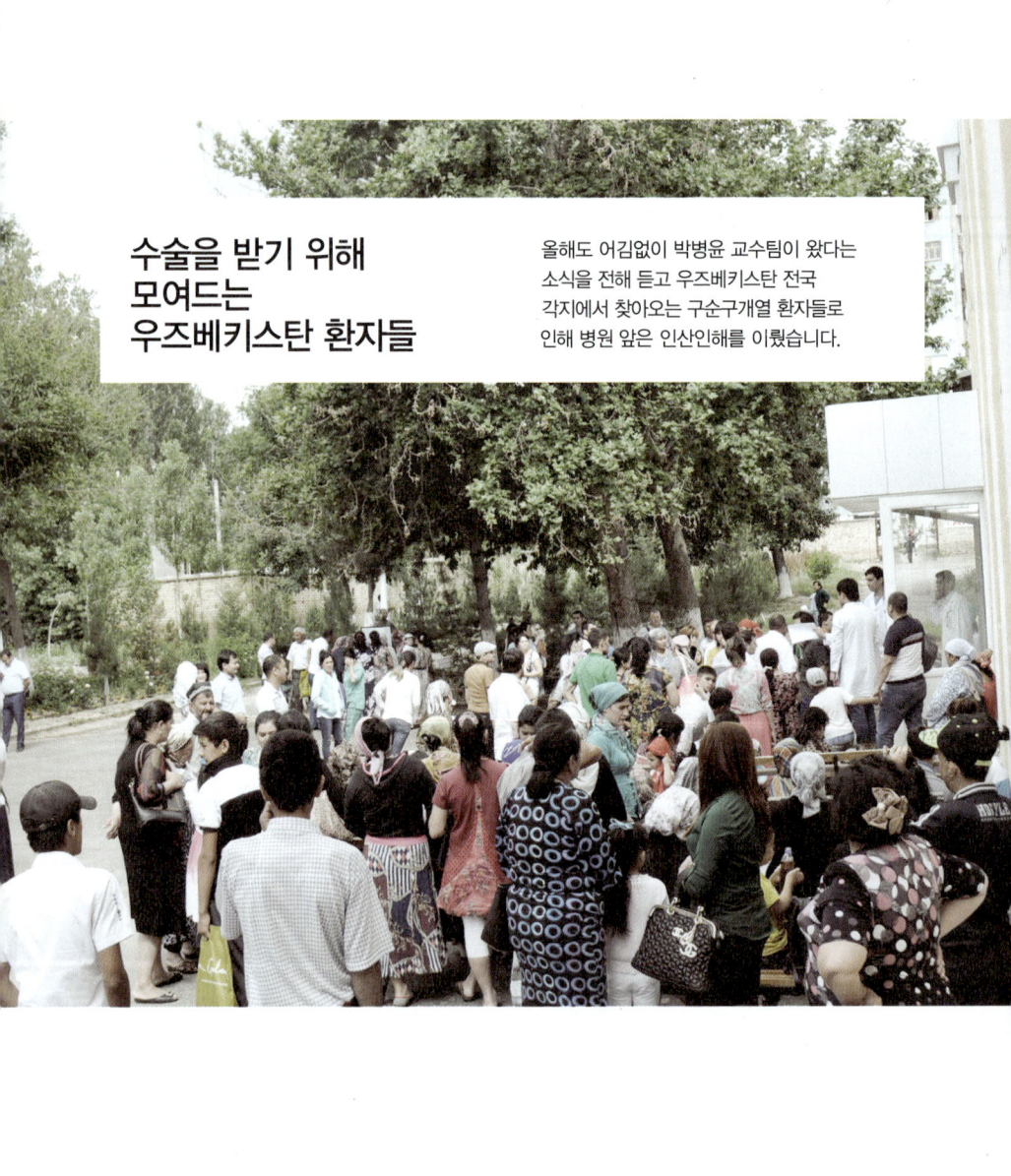

수술을 받기 위해
모여드는
우즈베키스탄 환자들

올해도 어김없이 박병윤 교수팀이 왔다는
소식을 전해 듣고 우즈베키스탄 전국
각지에서 찾아오는 구순구개열 환자들로
인해 병원 앞은 인산인해를 이뤘습니다.

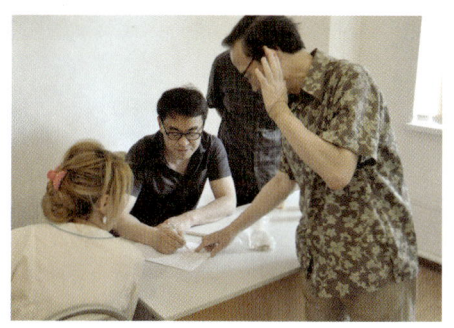

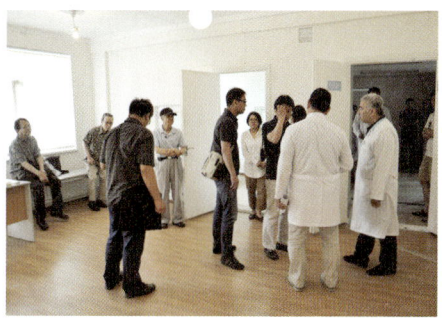

환자 맞이할 준비에 바쁜 진료실

같은 시각 박병윤 교수님, 최봉균 원장님을 비롯해 레지던트, 간호사, 통역까지 많은 사람들이 우즈베키스탄 전국 각지에서 모인 환자분들을 맞을 준비로 동분서주 바쁘게 움직이고 있습니다.

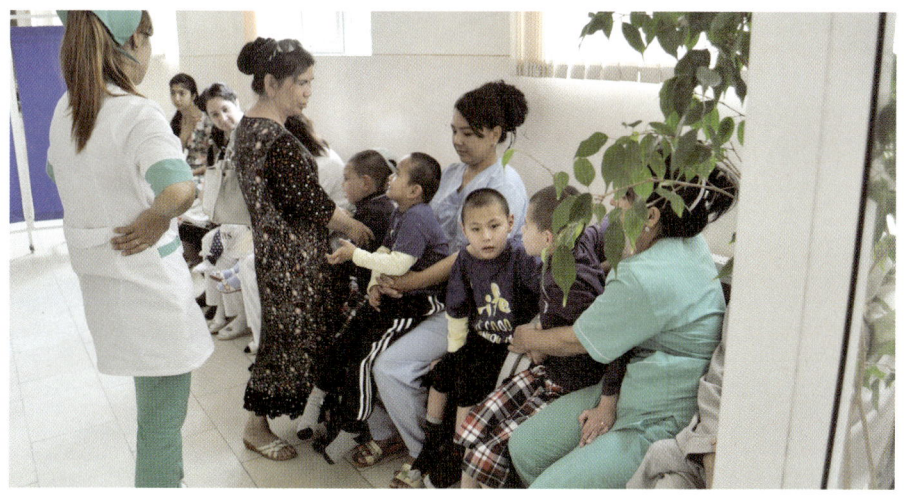

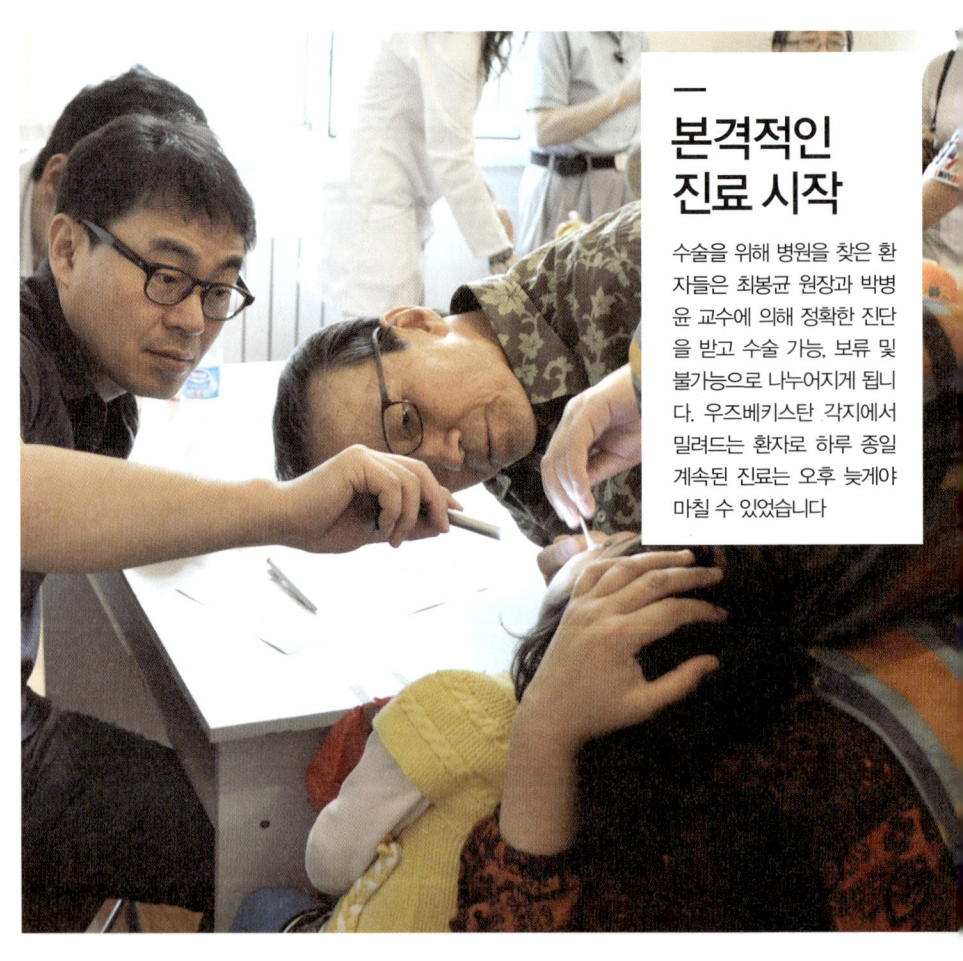

본격적인
진료 시작

수술을 위해 병원을 찾은 환
자들은 최봉균 원장과 박병
윤 교수에 의해 정확한 진단
을 받고 수술 가능, 보류 및
불가능으로 나누어지게 됩니
다. 우즈베키스탄 각지에서
밀려드는 환자로 하루 종일
계속된 진료는 오후 늦게야
마칠 수 있었습니다

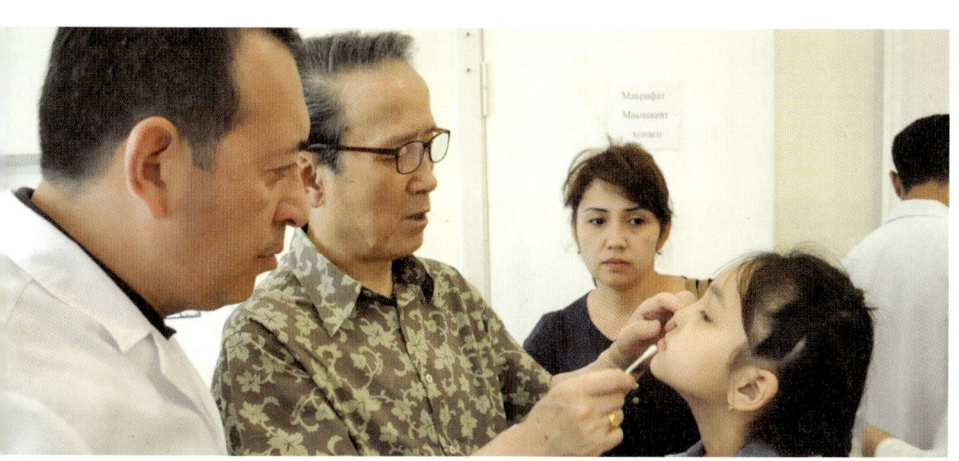

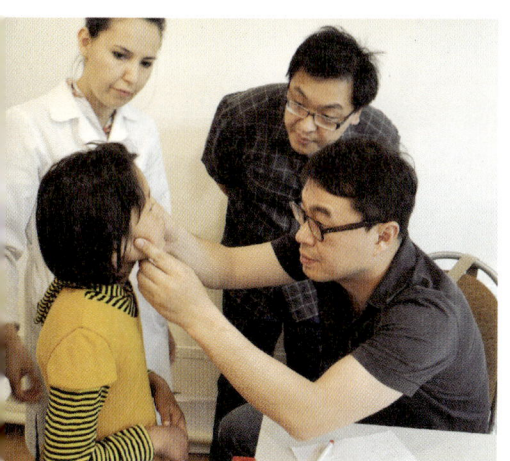

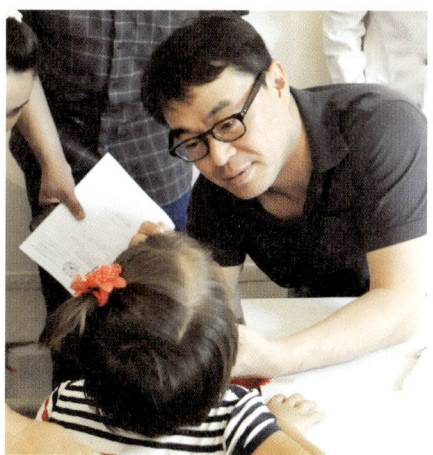

열악한
의료기기와
의약품들

우즈베키스탄의 국립소아병원임에도
불구하고 낙후된 수술 장비와 물품
들은 우리나라 70~80년대 수술실
을 연상시킵니다. 또한 대부분의 의
료기기가 해외 원조로 구성되어 있
고, 의료기기뿐 아니라 의약품 또한
부족하고 매우 열악하였습니다.

이런 열악한 의료환경으로 수술에
어려움을 느낀 박병윤 교수는 우즈
베키스탄을 두 번째 방문한 해부터
수술도구를 직접 챙겼고, 이번 의료
봉사 활동에선 이민 가방 12개 분량
의 의료기기 및 의약품, 소모품을 한
국에서 공수해 왔습니다.

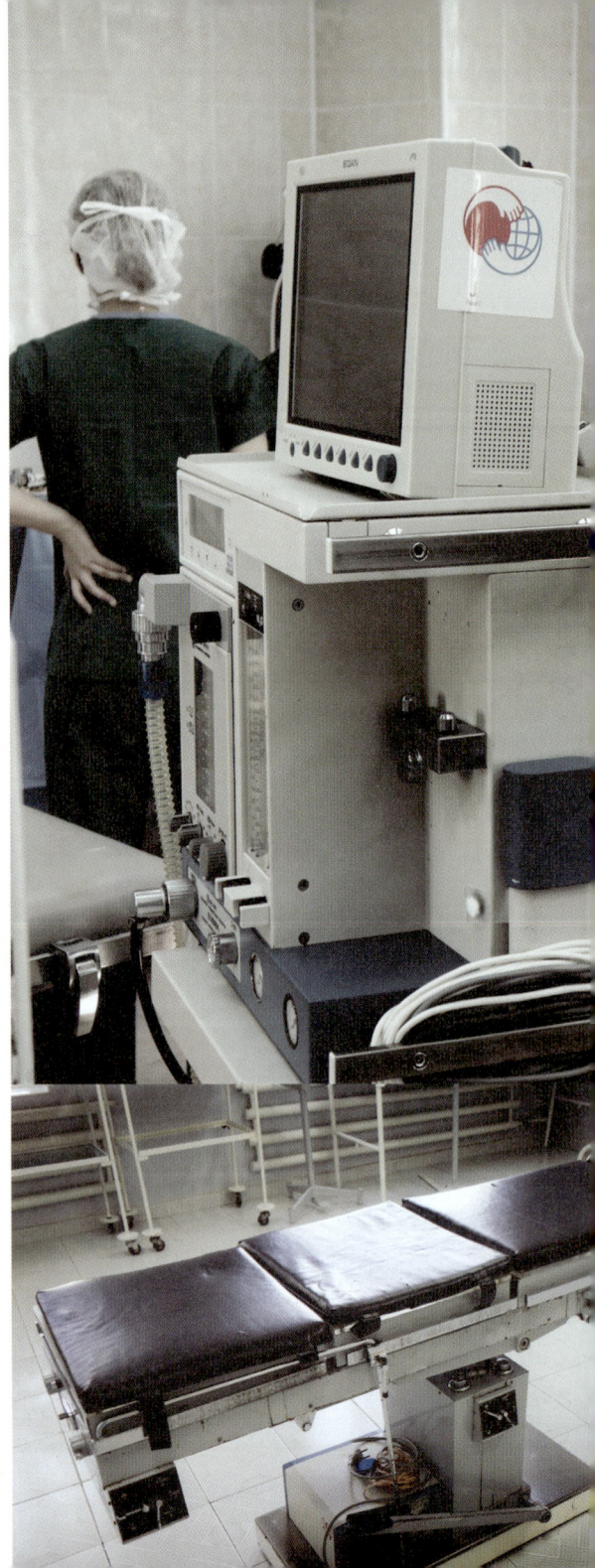

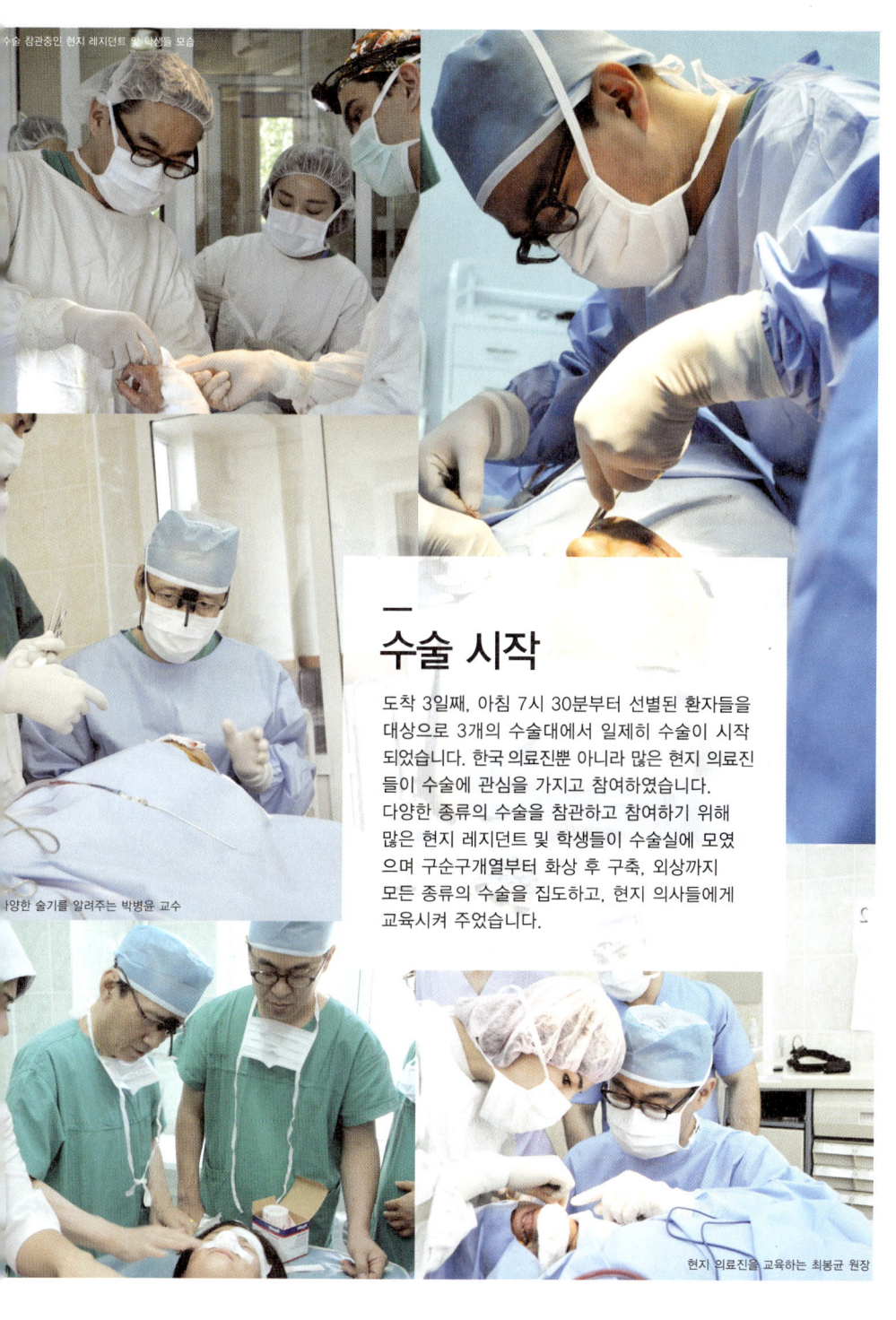

수술 참관중인 현지 레지던트 및 학생들 모습

다양한 술기를 알려주는 박병윤 교수

수술 시작

도착 3일째, 아침 7시 30분부터 선별된 환자들을 대상으로 3개의 수술대에서 일제히 수술이 시작되었습니다. 한국 의료진뿐 아니라 많은 현지 의료진들이 수술에 관심을 가지고 참여하였습니다. 다양한 종류의 수술을 참관하고 참여하기 위해 많은 현지 레지던트 및 학생들이 수술실에 모였으며 구순구개열부터 화상 후 구축, 외상까지 모든 종류의 수술을 집도하고, 현지 의사들에게 교육시켜 주었습니다.

현지 의료진을 교육하는 최봉균 원장

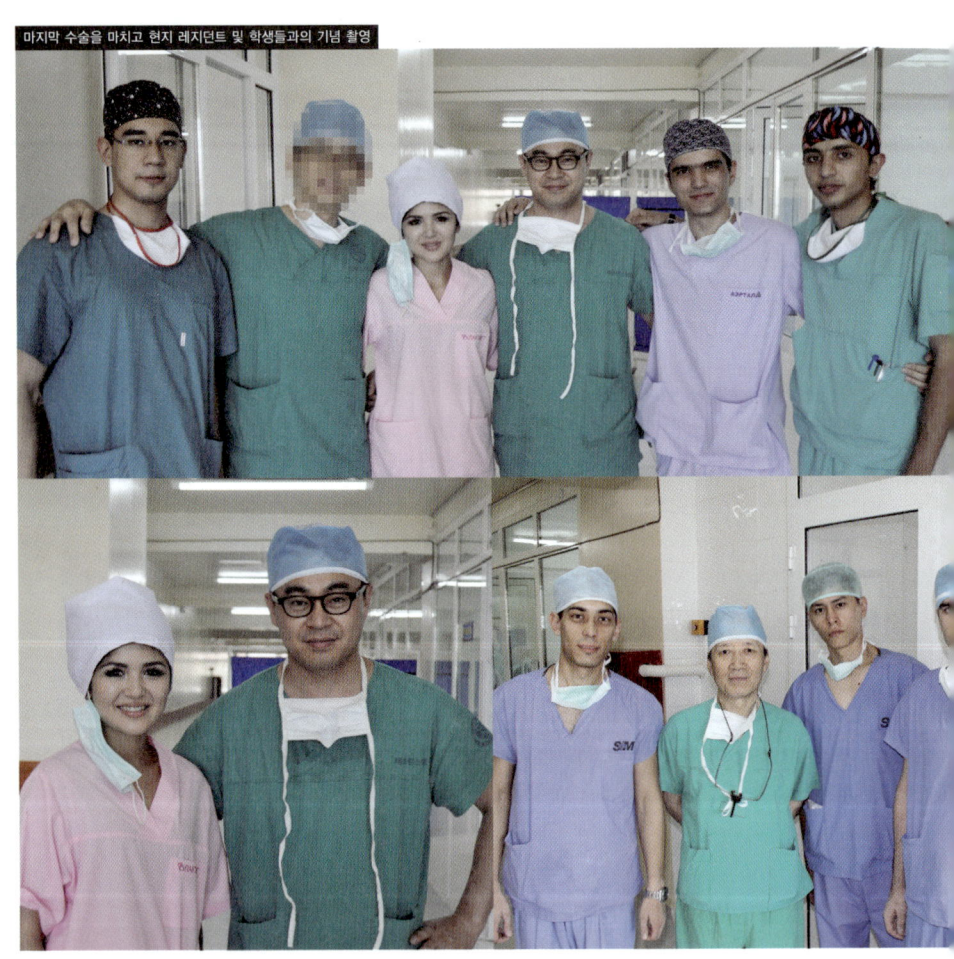

마지막 수술을 마치고 현지 레지던트 및 학생들과의 기념 촬영

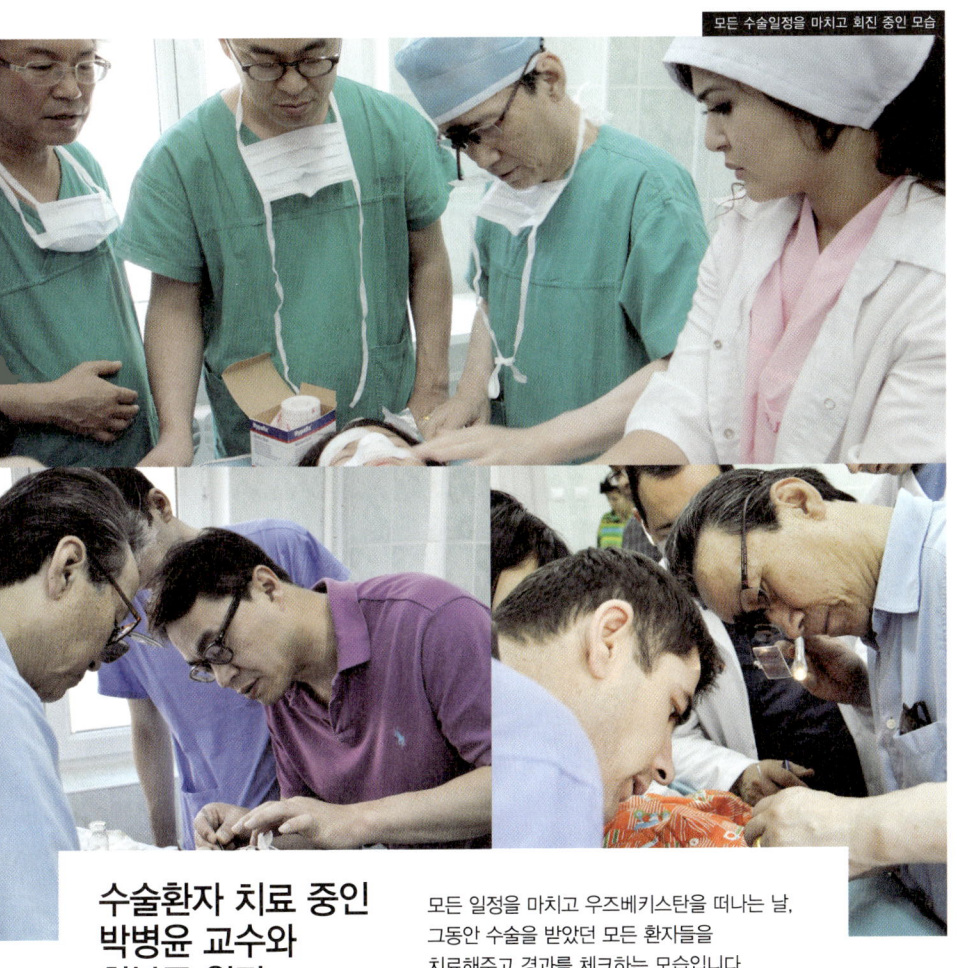

**수술환자 치료 중인
박병윤 교수와
최봉균 원장**

모든 일정을 마치고 우즈베키스탄을 떠나는 날,
그동안 수술을 받았던 모든 환자들을
치료해주고 경과를 체크하는 모습입니다.

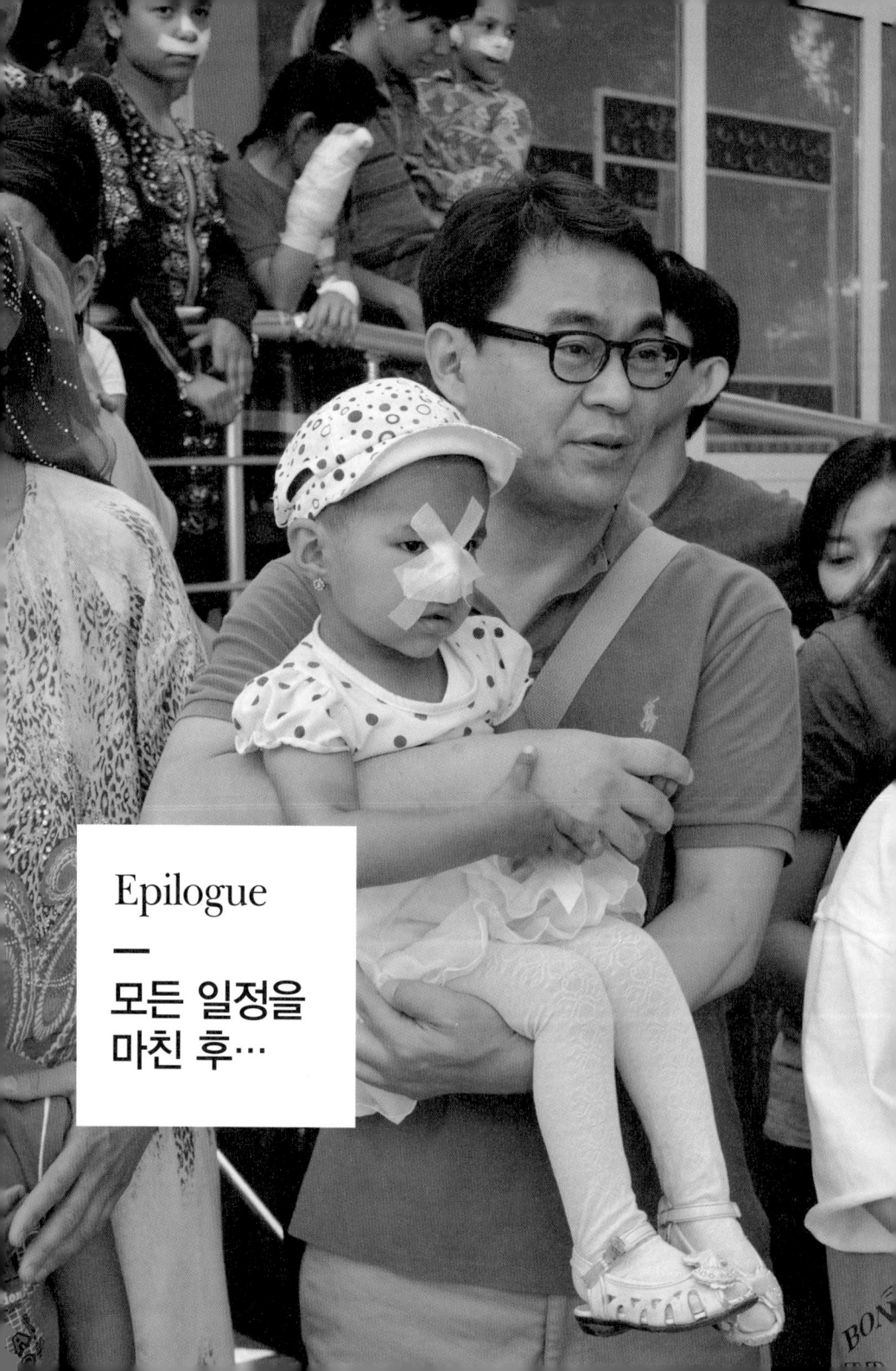

Epilogue
—
모든 일정을
마친 후…

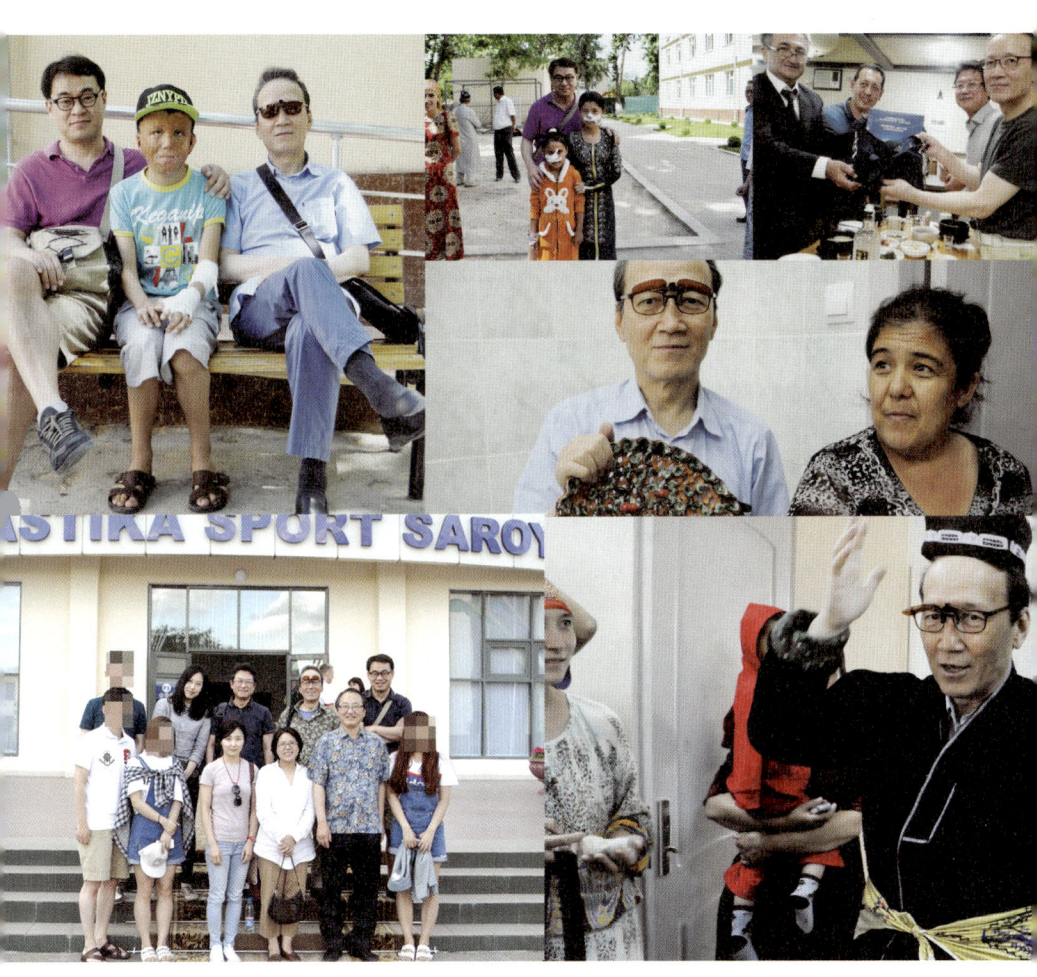

구순구개열 수술 전후 사진

— B e f o r e & A f t e r —

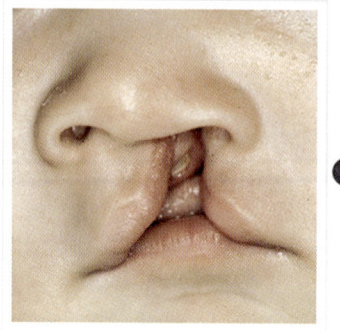

BEFORE

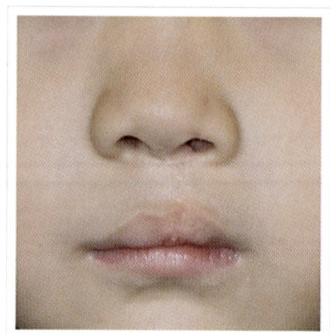

AFTER

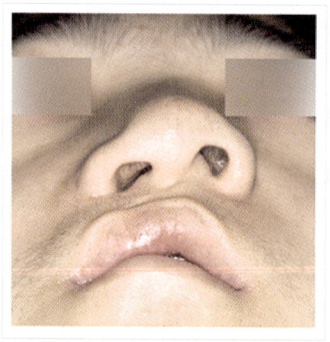

BEFORE

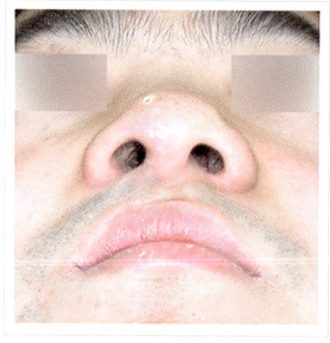

AFTER

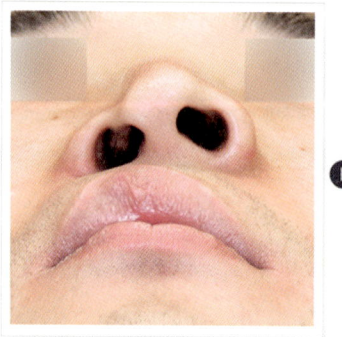

BEFORE

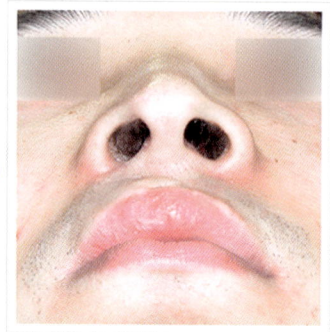

AFTER

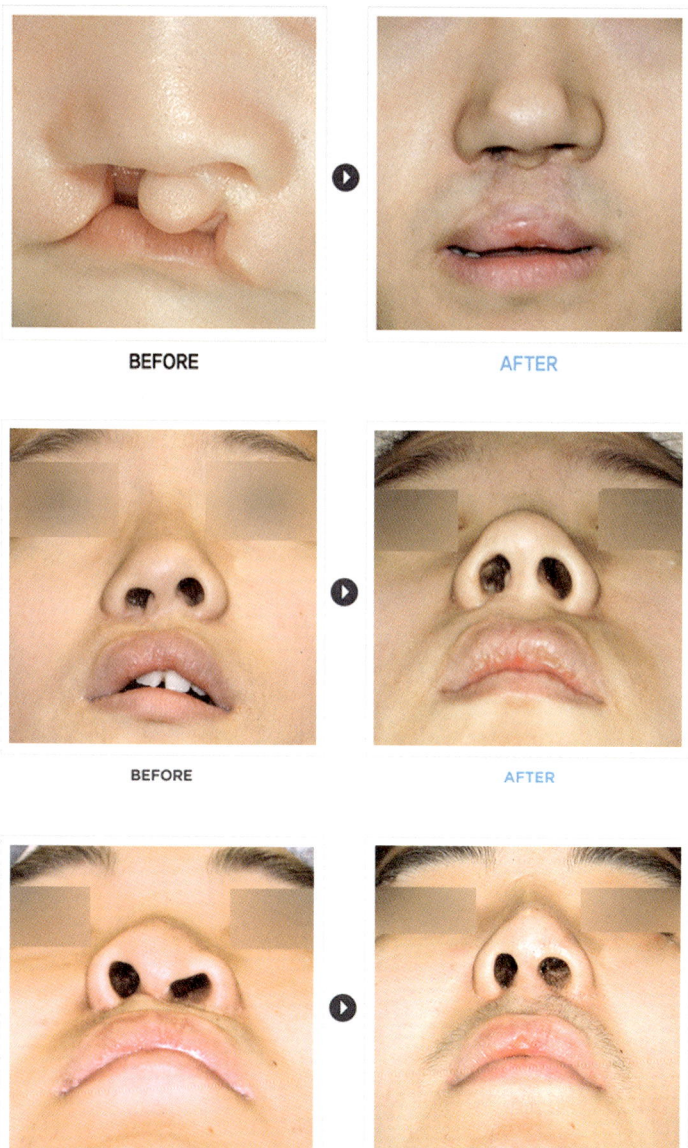

BEFORE

AFTER

BEFORE

AFTER

BEFORE

AFTER

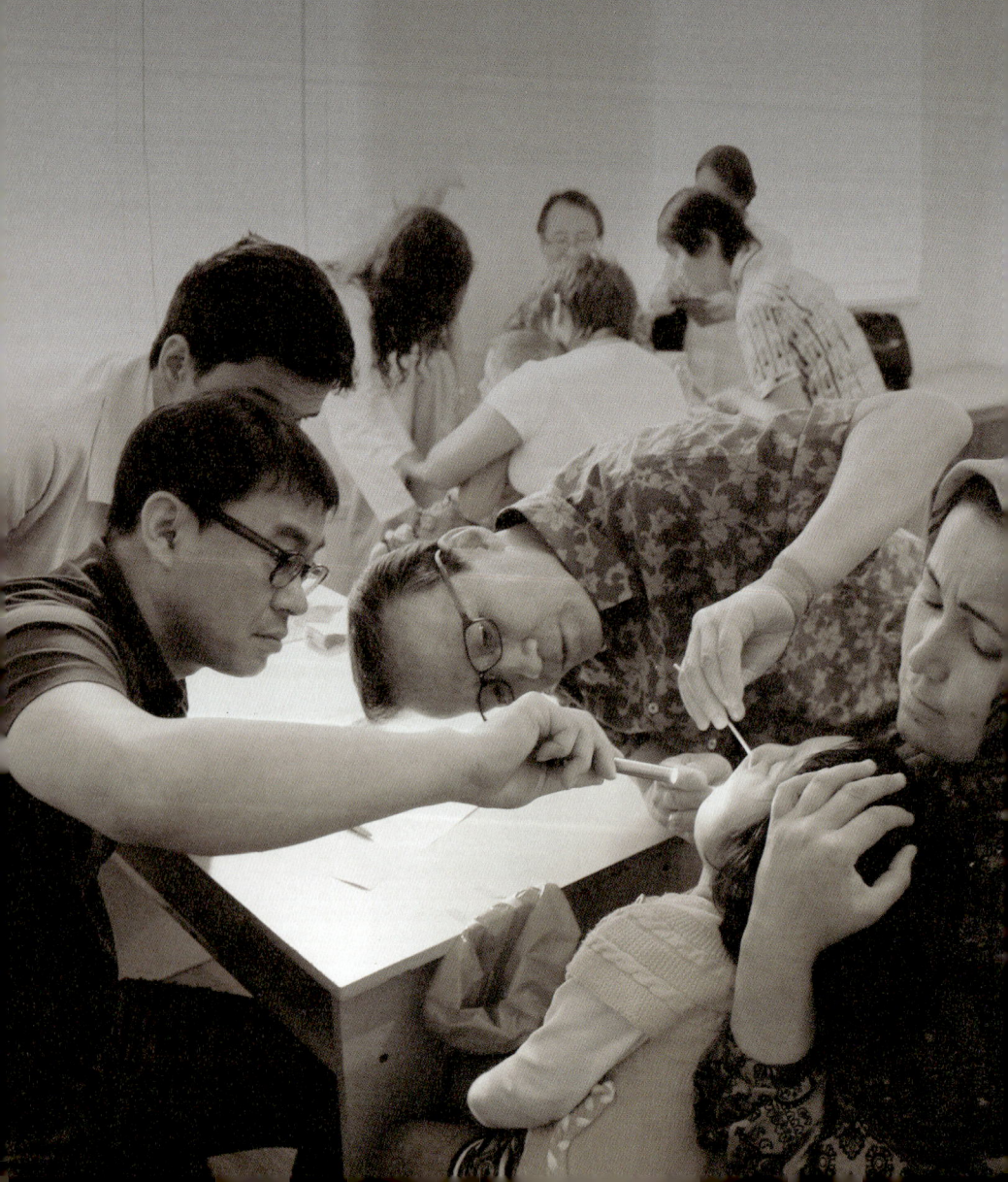

최봉균 원장은 사회적, 경제적으로 어려움이 있으신 안면 기형 환자분들에게 재능기부 프로젝트를 진행합니다.

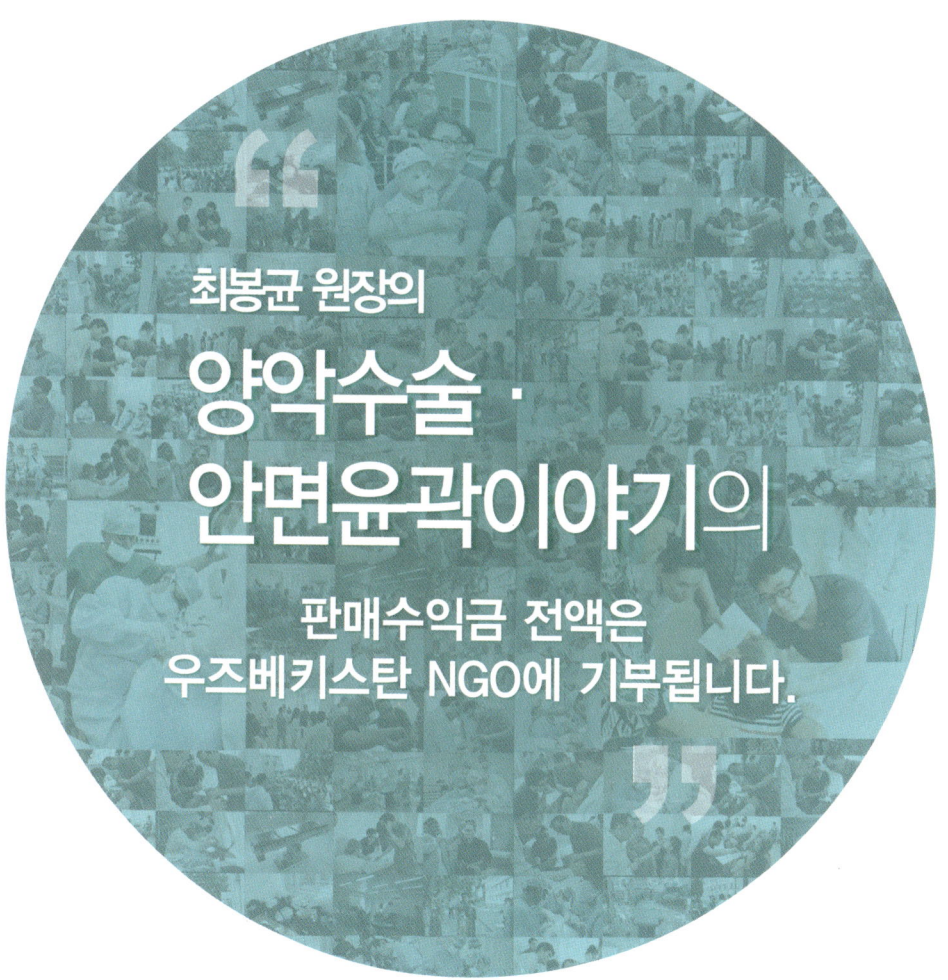

최봉균 원장의
양악수술 ·
안면윤곽이야기의

판매수익금 전액은
우즈베키스탄 NGO에 기부됩니다.

얼굴로 인해 차별받지 않는 세상
최봉균 원장이 꿈꾸는, 그리고 다른 성형외과들이 가야 하는 올바른 본연의 길입니다.

최봉균 원장의

사진으로 보는
양악수술 · 안면윤곽이야기
(사각턱, 광대, 턱끝수술)

초판 1쇄 | 2017년 1월 16일

지은이 | 최봉균
펴낸이 | 이금석
기획 · 편집 | 박수진, 김정은
디자인 | 김국회
마케팅 | 곽순식
경영 지원 | 현란
펴낸 곳 | 도서출판 무한
등록일 | 1993년 4월 2일
등록번호 | 제3-468호
주소 | 서울 마포구 서교동 469-19
전화 | 02)322-6144
팩스 | 02)325-6143
홈페이지 | www.muhan-book.co.kr
e-mail | muhanbook7@naver.com

가격 13,500원
ISBN 978-89-5601-346-6 (13510)